新・健康学

大森正英　水野敏明　編

㈱みらい

―――― 執筆者・執筆分担（五十音順）――――

本多広国	岐阜女子大学	第6章第1・4節・第7章
＊大森正英	中部学院大学	第1・8章
水野かがみ	中部学院大学	第6章第2・3節
＊水野敏明	元中日本自動車短期大学	第4章・5章
宮田延子	中部学院大学	第3章
山澤和子	名古屋女子大学	第2章

＊は編者

は　し　が　き

　健康の基礎は日々の暮らしの中にあり，食生活，運動，労働等を中心とした生活習慣と環境との長年にわたる相互作用が，健康状態に大きな影響を及ぼす。近年，疾病構造の主要な部分を占めている生活習慣病は，幼少時からの生活習慣を基礎として，加齢とともに徐々に形成されていく退行性の病変である。その予防には，それぞれの年齢，体力その他の状況に応じた適切な栄養，運動，休養等を基礎とした生活の改善が必要となる。すなわち，従来のように単に病気から逃れるだけの消極的な対応や，既製の健康管理プログラムに従っているだけでは不十分で，医学をはじめ，栄養学，体育学，生活科学，心理学，社会学などを中心とした総合的な視野の下に，各自が積極的な実践活動を通して，それぞれに適した健康を獲得することが求められる。

　本書はこうした実践活動に必要とされる内容を『新・健康学』としてまとめたものである。複雑に変化していく現代社会の動きと人間の動物としての特性との関連について，最新の知見を基に解説している。

　読者諸君がこれらを存分に理解，活用し，健康獲得の実践に取りかかっていただければ幸いである。

　なお，本書の出版に際し，多大なご尽力をいただいた㈱みらい酒向省二氏に心から御礼申し上げる次第である。

平成18年3月

編著者一同

目　次

第1章　より豊かな健康を求めて

第1節　健康とは何か―――――――――――――――――――9
　①健康観の移り変わり／9　②健康と病気／10　③健康の定義／11

第2節　これからの健康づくり――――――――――――――12
　①健康阻害要因／12　②健康増進／16　③21世紀の健康観／18　④高齢社会へ向けて／19　⑤女性の社会進出と子育て支援／21

第2章　食生活と健康

第1節　栄養素の消化・吸収および体内利用――――――――23
　①栄養と栄養素／23　②栄養素の消化と吸収／25　③栄養素の体内利用／26

第2節　望ましい食生活―――――――――――――――――31
　①栄養素摂取状況とその変遷／32　②食事摂取基準／36　③食生活の指針／37　④食生活と健康／40　⑤食生活とライフサイクル／41　⑥食生活と生活習慣病／46　⑦潜在性栄養素欠乏症／47

第3節　肥満・痩せと食生活―――――――――――――――51
　①肥満の分類／52　②痩せ／54　③肥満度の判定法／54　④肥満者は病気にかかりやすい／55　⑤良い肥満・良くない肥満／56　⑥肥満と体質／57　⑦肥満者の食行動／58

第3章　疾病と生活習慣病

第1節　疾病とは──────────────────────61
　①疾病発生のしくみ／61　②感染症と非感染症／61
第2節　青年期に起こりやすい疾病────────────63
　①起こりやすい疾患／63　②健康とこころ／67
第3節　青年期の性教育と性感染症（ＳＴＤ）─────── 69
　①青年期の性／69　②性と健康障害／73　③性感染症（ＳＴＤ）／77
第4節　生活習慣病と予防───────────────80
　①生活習慣病概説／80　②生活習慣病の予防／86

第4章　アルコールと健康

第1節　アルコール飲料の歴史────────────── 89
第2節　アルコール類とアルコール飲料──────────89
第3節　日本人の飲酒状況─────────────── 90
第4節　アルコールの吸収と代謝───────────── 91
　①アルコールの吸収と代謝／91　②血中アルコール濃度／93
第5節　人体に対する作用────────────────94
第6節　適正飲酒とは──────────────── 96
第7節　アルコール依存症───────────────99

第5章　たばこと健康

第1節　たばこの歴史と喫煙実態────────────101
　①たばこの歴史／101　②喫煙の実態／101
第2節　たばこの有害成分───────────────102

6

第3節　たばこと環境───────────────104
　①喫煙者の健康問題と健康障害／106　②非喫煙者の健康問題と健康障害／111　③歩きたばこによる被害／113　④火災,清掃費等の社会的損失／113　⑤たばこ税（社会的貢献）／114

第4節　たばこをやめよう───────────114
　①5日間でたばこをやめよう／114　②禁煙して得られるメリット／115

第6章　健康の維持・増進のための運動と処方

第1節　体力の概念────────────────117
　①体力の定義／117　②健康と体力／117　③骨格筋の構造／119　④運動エネルギー供給機構／122　⑤無酸素運動と有酸素運動／124

第2節　ライフスタイルとスポーツ──────────125
　①身体の発育・発達／125　②加齢／126　③精神の発育・発達／127　④ライフステージにおける運動の在り方／129

第3節　健康づくりのための運動処方──────────130
　①運動処方／131　②運動処方の手順／131　③運動処方の内容／132　④運動の実際例／133　⑤運動を継続するために／136

第4節　運動実施上の諸注意，怪我の予防────────136
　①熱中症／137　②テーピング／138　③スポーツマッサージ／142

第7章　運動の効果と積極的休養

第1節　心肺機能と運動――――――――――――――145
第2節　スポーツ・運動の効果――――――――――148
　①生理的効果／149　②体力に及ぼす効果／150　③生活習慣病の予防に及ぼす効果／151　④運動と寿命／152　⑤自覚的な効果／153
第3節　疲　労――――――――――――――――――154
第4節　積極的休息と健康――――――――――――158

第8章　生活と健康

第1節　環境衛生と健康――――――――――――――165
　①水／166　②廃棄物処理／169　③空気／169
第2節　住生活と健康――――――――――――――173
　①住居の衛生学的条件／173　②住居内環境／174
第3節　衣生活と健康――――――――――――――177
　①衣服気候／177　②衣服気候と被服の材料特性／178　③衣服と健康／178

第1章 より豊かな健康を求めて

第1節──健康とは何か

1 健康観の移り変わり

　日本人の平均寿命は近年急速に延び，まさに人生80年といわれる時代が到来したといってよい。これは単に寿命の長さが延びたというだけに止まらず，多くの人にとって，定年退職後のいわゆる「第二の人生」の時間が格段に延長したことを意味する。以前は，この種の時間を「余生」として静かに送るのが普通であったが，近年になって平均10～20年以上あるこの時間をいかに積極的に過ごすかを真剣に問う時代となったのである。

　生活に経済的・時間的余裕の乏しかった時代においては，積極的な健康の獲得について考えたりするゆとりもなく，仕事のできる状態を健康とし，体の不調により仕事の続行が困難あるいは不可能となった状態を不健康としてきたのも無理からぬことであった。これに対し現代社会は個人に対する経済的・時間的余裕ばかりでなく，膨大な健康情報，健康保全施設，保健医療体制などをもたらし，健康の持つ重大性が広く認識されるに至ったといえる。寝たきりの長寿などを望む人はいないであろう。活動能力を少なくともある程度以上保持してこそ，生活の質（QOL；Quality of Life）の維持，向上が可能となるのである。「健康が何より」というのはこうした実感に基づく言葉であろう。そのために必要となってくる健康の保持・増進は，従来のような成り行きまかせの方法や既成の健康管理プログラムに従うだけでは明らかに不十分であって，若い

時からの積極的な実践の積み重ねによって獲得すべきものであるという認識が高まったのは比較的最近のことである。

日本人の平均寿命は確かに世界一という水準に達したが，その実態は決して楽観を許さない。人口の高齢化が進む中で，寝たきりや認知症の高齢者の増加，大気汚染や水質汚濁に代表される環境汚染，相次ぐ交通事故や過労死の報道など，私たちの健康を脅かす要因はむしろ増大しているといっていいのである。現代社会における生活水準の向上は，環境衛生と食糧事情を大幅に改善し，乳児死亡率，感染症死亡率などの各種死亡率のめざましい低下をもたらし，その結果，急速なる平均寿命の延びが達成された。しかし，これらは必ずしも健康な高齢者の増加を保障しないし，増大するストレス，環境汚染，環境破壊など，新たに登場した健康阻害要因の有害性は決して少なくはないのである。また生活習慣病のように老化に伴う退行性の変化として，加齢とともにいわば必然的に生じる病気もある。これらは高齢化の進展に伴い増えこそすれ，減ることはない。

もとより疾病の克服は健康の保持・増進上，重要なことに違いない。疾病が心身の活動に及ぼす影響は少なくないからである。しかし，加齢，環境汚染をはじめとする天然あるいは人為的な病因をすべて取り除くことは事実上不可能である。かくして，できる限り疾病の予防，治療に努め，積極的に健康増進に取り組みながらも，場合によっては病気との共存をも認めるような健康観が出現するに至ったのは，むしろ当然の成り行きといえよう。

2 健康と病気

病気のない状態を健康とする素朴な考え方がある。これは健康と病気を相反するものと捉え，健康の阻害された状態が病気であるから，病気を取り除きさえすれば健康が得られる，としたものである。

臨床医学は結局のところ，薬物投与や手術といった手段を駆使して病気や損傷の除去に努め，健康を得ようとしたのである。その結果，多くの病気が克服

され，あるいは減少し，各種死亡率の低下，寿命の延長など，少なからぬ成果が得られたのは事実である。しかし予期に反し，それによって健康な人が増えることにはならなかった。例えば65歳以上の人の有病者率をみると，この30年間で約6倍に増えて，半数以上の人が何らかの病気を持っている。「医療の発達」が健康な人の増加をもたらしたとは，とうてい言えない事態である。ただし，これは「医療」の中でも特に「臨床医学」の特徴をよく表した現象ともいえる。すなわち臨床医学は，既に傷病を得てしまった人に対する処置を中心にする医学で，傷病の発生そのものは抑制できないという限界があるため，高齢者の増加などによる傷病の増加を防げなかったのである。これに対し「予防医学」は目前の傷病者を救うことよりも，将来の傷病の発生を抑制（予防）することに主眼が置かれ，これがうまく機能すると，傷病の発生は確実に減少することになる。

③ 健康の定義

1──健康の定義

健康の定義のうち最もよく知られ，多く引用されるのはWHO（世界保健機構）憲章の前文中にあるものであろう。「健康とは，身体的，精神的ならびに社会的に完全に良好な状態にあることであり，単に病気や虚弱でないことに止まるものではない。到達し得る最高度の健康を享受することは，人種，宗教，政治的信念，社会・経済的条件の如何にかかわらず，すべての人類の基本的権利の一つである。」

すなわち健康とは，単に病気や虚弱でないばかりでなく，身体的には体力値が高く，知的には適切な教育を受け，社会（家族，地域社会，職場）的には豊かな人間関係があり，精神的にも安定している状態であるとするものである。

これは確かに人間としての理想的な状態ではあろうが，これを完全に満たす人は極めて稀であろう。前述の有病者率の高さを考えると，国民の大半が健康ではないことになってしまい，現実的な定義とはいえない面が出てくる。

2───現代の健康観と健康の定義

現代のように複雑・多様化した社会においては個人の価値観，生活様式は様々に異なっている。健康についても同様で，固定化された健康観で対応できる事態を超え，健康は目標ではなく，よりよい生活のための手段として考えられるに至った。健康は他から画一的に与えられるものではなく，各人が日々の暮らしの中から年齢や体力，生活様式に応じ，自分に最も適したものを獲得し，守っていくべきものとなったといってよい。そのためには医学をはじめ，栄養学，体育学，心理学，社会学など健康に関する科学の統合化と，それに基づく積極的な実践が必要とされる。

したがって，現代における健康とは以下のように定義するのが妥当かつ現実的であろう。「健康とは，環境の変化に適応し，自分の能力を充分に発揮できる状態をいう。」

ある程度の生体内外の環境変化やストレスに対抗し，これらとの間に動的平衡を保つことができて，その人に必要とされる社会・文化・生命活動を充分に行い得る状態を健康と考えるのである。いずれにせよ，健康は各人の生活環境，心身の特性及びその人に要求される活動の内容などに応じた，その人特有のものでなくてはならない。病気など，心身の異常や欠陥に必ずしも直接左右されることなく，各自の置かれた状況にふさわしい活動ができる状態を持続・向上させようと努めることが健康の実践にほかならない。

第2節───これからの健康づくり

1　健康阻害要因

人類はこれまでに幾多の健康阻害要因を克服し，あるいは減少させることに成功してきた。しかしその反面，文明の進歩に伴って新たに加わってきた健康阻害要因も数多く，楽観は許されないものがある。以下，現代における健康阻

害要因について，特定の病因を除く主要なものを示す。

1ーーー食生活の変化

〈1　栄養素の摂取過剰および摂取不足〉

　現代の日本においては経済の成長と安定化に伴って食糧不足は姿を消したが，飽食，グルメ志向に代表されるような栄養素の過剰摂取や肥満が問題となる一方で，痩身願望，嗜好の偏りなどによる栄養素の摂取不足も存在している。後述するように，我が国の栄養素摂取状況は平均的にはほぼ食事摂取基準量を満たしているが，潜在的な栄養素欠乏状態にある人も少なくないものと心配されている。

〈2　食生活の欧米化〉

　脂肪（特に動物性脂肪）の摂取量増加，炭水化物（糖質），食物繊維の摂取量減少などに伴い，心疾患（心臓病），大腸癌の増加など，疾病構造にも欧米化がみられるようになってきた。

〈3　食塩の摂取過剰〉

　食塩の摂取量は近年，減少傾向にあるが，未だに目標値を上回っている。食塩の過剰摂取は高血圧，脳卒中の危険因子である。

〈4　食品の変化と食生活の乱れ〉

　加工食品，調理済み食品の普及などにより，食生活の合理化，省力化が進んだ反面，家庭における団らんの意味あいが薄れ，食事の画一化，不規則性助長の一因となっている。また季節はずれの野菜や果物などにみられる栄養素含有量の低下，食品添加物の問題も軽視できない。

〈5　生活様式の変化と食生活への影響〉

　多様化した生活様式の影響を受け，朝の欠食，子どもの孤食化，外食の機会増加などが目立つ。

2───生活環境の変化

〈1　肉体労働の軽減〉

今日では電子工学の急速な発展により，オフィスオートメーション（OA）機器の導入や，産業ロボットによる無人工場の出現など，省力化，機械化が進んでいる。また家庭生活も大いに電化され，家事労働が軽減されてきた。こうした変化は運動の機会を大幅に奪うことになった。

〈2　歩行機会の減少〉

交通機関の発達，特に各家庭の自動車の普及により，生活の中で歩く機会が極端に少なくなっている人が多い。

〈3　生活リズムの乱れ〉

現代では社会活動や生活様式の多様化に伴い，夜ふかしや睡眠不足など夜型人間が増加している。また24時間操業に伴う交代性の夜間勤務など，不規則な生活形態もみられる。

〈4　運動不足〉

一般に，学生と比べると勤労者や家庭婦人は運動の機会が少ないといえよう。また運動不足による肥満も多くみられる。

〈5　休養に対する消極性〉

単なる休息以外に，スポーツ，趣味の活動，旅行などにより積極的に心身の疲労回復を行い，ストレス解消を図る必要が一層増えてくるものと思われる。

3───社会環境の変化

〈1　人間関係の複雑化と機械化に対する不適応〉

生活様式や価値観の多様化が進む中で，社会，特に職場などにおける人間関係はますます複雑化している。産業ロボットやコンピューターなど，産業や事務における急速な機械化の進展は，合理化をもたらした反面，これに適応できない中高年層のうつ病や，あるいは技術者のテクノストレスなど，新しい問題を生み出している。

〈2　通勤圏の拡大による心身の疲労増加〉

　近年，地価は多少とも下落傾向にあるとはいえ，都市部における持ち家の取得は極めて困難な状況である。この結果，勤労者はより遠方に家を求めて長距離通勤を余儀なくされるに至り，睡眠不足などの肉体疲労，さらには生活時間が圧迫されることによる精神的疲労も増大している。

〈3　核家族化に伴う問題〉

　戦前の大家族主義から，戦後は夫婦と子どもを中心とした核家族へと移行してきた。このため，年長者の助力なしに未経験な若い母親が家事，育児に当たらねばならず，種々の困難により育児ノイローゼなどに陥る場合も少なくない。また単身赴任が増加し，本人や留守家族のストレスも高まっている。

〈4　子どものストレス増大〉

　子どもの世界にもストレスによる心身症が増えている。近年はＴＶゲームへの過度の熱中に起因すると思われる各種問題，障害も多発している。さらに，いじめ，校内暴力，非行，不登校も大きな社会問題となっている。

〈5　環境汚染〉

　産業の発達に伴う大気汚染，水質汚濁などに加え，騒音・振動公害，ごみ処理，日照権侵害，アスベスト（石綿）による健康障害，さらに放射能汚染など，なお解決を要する問題は多い。特に最近では，乱伐や酸性雨による森林破壊，大気汚染による温暖化，オゾン層の破壊など，地球的規模での環境破壊が進んでいるといわれる。

〈6　過労死〉

　過重で不規則な労働習慣が続く中で，労働者の正常な労働リズムや生活リズムが崩壊し，回復できないまま蓄積した疲労が引き金となって起こる突然死をいう。脳血管疾患，心筋梗塞，急性心不全などの循環器疾患が大部分であり，30～50歳代の働き盛りに集中し，近年，社会的な問題となっている。肉体的な疲労とともに職業上の重いストレスが要因となっており，中間管理職やトラック，タクシー運転手など，深夜労働が多い職種に多発している。

② 健康増進

1——健康増進とは

　健康増進とは一般に「各自の健康をよりよいスペクトルの状態に移行させること，およびそのための努力と実践」と定義される。すなわち，半病人を半健康人に，半健康人を健康人にというように健康に少しでも近づけ，健康な人はその状態を保持あるいはさらによい状態へと向かわせるための実践行動を健康増進という。現在健康な人がその健康な状態を保持するための行動を狭義の健康増進とするならば，現在の健康水準を（それがどの程度のものであれ）さらに高めるための一切の行動を広義の健康増進ということができよう。

2——健康増進の必要性

　従来の医学に基づく健康対策は傷病の治療を主とするものであった。それゆえ，病気の領域に移行した例については治療という対策を講ずることができても，半病人あるいはそれ以前の段階の人々に対し，それらの健康水準をさらに高める手段はほとんどなかったといえる。具体的な診断名がつけられない「何となく体がだるい」，「何となく調子が悪い」，「疲れやすい」といったいわゆる不定愁訴などに対して，直接効果的な治療法はないに等しい。

　それに加えて現代文明は傷病の治療技術を発展させる一方で新たな疾病を生み続けている。前述のように環境汚染，薬害，栄養の偏り，各種ストレス，運動不足など，健康阻害要因はむしろ増加している。このような中にあって，疾病の治療はもとより，疾病の予防と積極的な健康の獲得を目指す動きが強まったのは当然であった。健康増進の必要性がますます高まる時代となってきたのである。

3——健康増進の3原則——QOLの向上を目指して

　ラロンド（Lalonde, M.）によると人間の健康は人間生物学，環境，生活習

慣（ライフスタイル）および保健医療体制の4領域から成り立つという。これらのうち人間生物学はいわば人間の生物としての宿命であり，平均的な体の大きさ，寿命の長さなどに代表される人間の特徴を自在に変えることは少なくとも現時点では不可能に近い。環境および保健医療体制は変え得る部分もあるが，個人の努力だけで変化させることは困難である。残る生活習慣こそが個人の意向により変え得る部分である。健康増進の3原則として提唱されている栄養・運動・休養は生活習慣を構成する要素のうち，個人が比較的容易に実践できる部分を取り上げたものにほかならない。

〈1　栄養——健康の基本〉

　私たちが健康な生活を営み，社会に適応して生きていくためには衣食住の環境要因を良好な状態に保つことが不可欠である。その中で衣と住は必須度の点で自由に選択できる幅がかなり広いが，食すなわち栄養は生命の維持，成長，健康の増進のために絶対欠かせないものであり，人の健康を左右する最大の因子といえよう。食の過不足は日常生活活動の続行や現時点における健康の保持・増進を困難にさせるばかりでなく，長年にわたる食習慣の積み重ねが中高年期以降に現れる生活習慣病の様相にも関係してくるなど，人の健康に直接・間接に重大な影響を与えるものである。

〈2　運動——本能的・生理的欲求に基づく健康増進の要〉

　心身の健康を積極的に保つためには，私たちは自ら求めて運動を行い，環境からの悪影響にも屈しない抵抗力と行動体力をつくることが必要となる。人間の身体は使わなければ退化し，適度に使えば発達することに示されるように，適切な運動を行うことなしに健康増進は望めない。元来，運動は単に体力低下や運動不足病解消のために必要であるばかりではない。運動後の爽快感，裸足で大地を踏みしめる喜びなどの例にみるように人間の心身両面にわたる基本的欲求の1つで，本能あるいは生理的機能に根ざしたものといえる。

　運動の中でも特にスポーツは個々の運動に合目的性や社会性を加えて構成されたもので，健全な精神と肉体の調和を発展させる効果を持つ文化の1つである。ここにも健康スポーツの今日的意義がある。

運動の効果としては心臓循環器系，骨，筋肉，関節などの機能の維持あるいは強化がまずあげられる。加えて肥満の防止，心臓病，動脈硬化，糖尿病などの生活習慣病の予防にも効果がある。つまり，適切な運動をしている人は行動体力の強化と，加齢に伴う退行性の変化すなわち老化の進行を遅らせることにより，健康増進を実践しているといえる。

〈3　休養──人間らしさ，心のゆとりを取り戻す行動〉
　休養は栄養及び運動とならぶ健康増進の3原則の1つである。休養を必要とする状態，すなわち心身の疲労が重要な健康阻害要因の1つと考えられるからである。

　精神的・経済的に余裕の少ない状況では，休養は単なる作業中断としての休息，休憩の域を超えるものにはなり難い。これを消極的な休養とすると，積極的な休養とは，仕事や勉強などの作業による疲れから心身を回復させるための行動すべてを含む。すなわち，疲れをいやすためのくつろぎのほか，労作時間以外の余暇を趣味の活動，運動，旅行などに当てて生活を楽しみ，人間らしく生きることにより，明日へのエネルギーを補充するための行動を広く休養とよぶことができる。

　皮肉なことに，生活水準が向上して日々の暮らしの中にゆとりができる一方，複雑多様化する社会の中にあって健康を脅かすストレスは増えこそすれ減ることはない。ストレスの解消を図り，心身の健康を強化するためには積極的な休養を実践することが今後ますます必要とされる時代になったといえよう。

③　21世紀の健康観

　今後，健康づくりの上で重要とされるものは，正確な健康情報に基づき各自が積極的な実践活動を通じて自分に適した健康を獲得することにあろう。80年以上にわたる人生の長期健康計画を個人が実践するためには，組織的な保健活動が重要であることは当然ながら，精神文化と健康とを結びつける新しい動き，すなわち21世紀の健康観が出てくることに期待したい。

4 高齢社会へ向けて

　2015年には日本は国民の4人に1人が65歳以上というこれまで世界に例をみない高齢社会を迎えることになると思われる。これに伴い，介護や経済的支援を必要とする高齢者が増加する一方で，健康で活動的な高齢者も今以上に増加していくのは確実である。これら高齢社会のいわば"光と影"の部分について以下に述べる。

1 ── 介護保険法

　平成12年4月1日から介護保険制度が施行された。従来の高齢者介護は老人福祉制度と老人保健制度という2つの異なる制度の下に行われてきた。介護保険制度はこれまでの2つの制度を再編成し，社会保険の方式を導入して，給付を受ける権利と保険料を納めるという義務の関係を明確にしたものである。介護保険の利用者は自らの意志に基づいた選択により保健・医療・福祉にわたる介護サービス（居宅介護，通所介護，短期入所生活介護など）を総合的に利用できることになる。

　被保険者には第1号被保険者と第2号被保険者があり，内容は表1-1，表1-2の通りである。

　要介護，要支援の状態とその程度の判定（要介護認定）は市町村に設置される介護認定審査会が行う。この判定結果により，介護サービスの利用に伴う支給限度額が決定され，利用者は受けるサービスの内容を選択する。

　この制度は高齢化，少子化，核家族化，女性の社会進出などの社会の動きに対応して介護を社会全体で支えようという新しい"社会連帯"の思想の表れとみなすことができよう。

表1−1　介護保険制度における被保険者・受給権者等について

	第1号被保険者	第2号被保険者
対象者	65歳以上の者	40歳以上65歳未満の医療保険加入者
受給権者	・要介護者 ・要支援者	左のうち、初老期認知症、脳血管障害等の老化に起因する疾病によるもの（表1−2）
保険料負担	所得段階別定額保険料 （低所得者の負担軽減）	・健保：標準報酬×介護保険料率 　　　　（事業主負担あり） ・国保：所得割、均等割等に按分 　　　　（国庫負担あり）
賦課・徴収方法	年金額一定以上は年金天引、それ以外は普通徴収	医療保険者が医療保険料として徴収し、納付金として一括して納付

表1−2　介護保険法で定める特定疾病

① 初老期における認知症
② 脳血管疾患
③ 筋萎縮性側索硬化症
④ パーキンソン病関連疾患
⑤ 脊髄小脳変性症
⑥ 多系統萎縮症
⑦ 糖尿病性神経障害，糖尿病性腎症及び糖尿病性網膜症
⑧ 閉塞性動脈硬化症
⑨ 慢性閉塞性肺疾患
⑩ 両側の膝関節又は股関節に著しい変形を伴う変形性関節症
⑪ 慢性関節リウマチ
⑫ 後縦靭帯骨化症
⑬ 脊柱管狭窄症
⑭ 骨折を伴う骨粗鬆症
⑮ 早老症
⑯ がん末期

注）平成18年4月より施行予定の特定疾病分類。

2 ── 健康増進法

近年，我が国では健康増進を進めるための方策が積極的に講じられている。昭和53年から第1次国民健康づくり対策が打ち出されて，生涯を通じた予防・健診体制の整備が図られたのに続いて昭和63年からは第2次国民健康づくり対策（アクティブ80ヘルスプラン）により，生活習慣の改善に基づく健康増進・

疾病予防への関心と理解が深まった。

　さらに平成12年には第3次国民健康づくり対策として，すべての国民が寝たきりや認知症などの要介護状態に陥ることなく健康を享受できる期間（健康寿命）を延ばすための方策として「21世紀における国民健康づくり運動」（健康日本21）が策定されるに至った。

　健康増進法（平成15年より施行）は，「健康日本21」を推進し，生涯を通じた健康増進・疾病予防の強化を図るために法制化したものである。この法律は従来の栄養改善法の内容を受け継ぎ，栄養改善のみならず運動，飲酒，喫煙などを含む生活習慣全体の改善を目的としている。最近，特に注目されている「受動喫煙の防止」はその第25条に規定されている。健康増進法の実施によって，国民の健康増進への関心と理解が深まり，国および地方公共団体の責務と国民自身の責務が明確になり，その成果が上がることが期待されている。

3 ── 高齢者の活力を生かせる社会の実現へ向けて

　高齢期には肉体的衰えはあるものの知恵や判断力などの知的能力はむしろ高まるといわれている。人生80年時代を迎えた現在，ようやく子育てや仕事から解放され，なおかつ知力，体力，経済力を保ちつつ人生の終わりの時間を自由に豊かに生きることのできる時，それが高齢期といえるのではないだろうか。このためこれからは高齢者市場は有望なマーケットとなり，消費構造にも変化が現れつつある。また，豊富な人生経験を生かした雇用システムの確立，生涯学習の推進，生きがい対策などが考えられる。しかし最も大切なことは，一人ひとりが実りある人生のゴールを目指し，若い時から自分自身の真の生き方を学び求め続けることであろう。

5　女性の社会進出と子育て支援

　今日女性の高学歴化が進み，働く女性は大幅に増えている。しかしその一方で，なお「男は仕事，女は家庭」といった性による分業意識があり，根強い男

性優位社会の下，働く女性は職場労働のほか，従来通り家事，育児，老親の介護などの役割のほとんどを背負わされている。また嫁が介護のため職を辞することを日本的美談とみなす社会風土がある。こうした結果，女性が結婚や出産をためらい未婚率が上昇し，晩婚化，晩産化が進み出生率低下の一因ともなっている。社会の認識が真の男女平等へと変化するとともに，家庭における夫や家族の家事・育児への積極的参加，支援が望まれる。また，1995年度から国が「エンゼルプラン」と名づけた子育て支援策に本格的に乗り出した。さらに1999年には「新エンゼルプラン」を策定し，2003年には「次世代育成支援推進法」を成立させて少子化への対抗を図っている。「子育ては社会全体で取り組むべき課題」とし，従来からある育児休業法の他に，延長保育の推進，病児保育・駅型保育の実施，労働時間の短縮，フレックスタイム制の導入などの様々な支援策を打ち出している。全国的に整備が進められている「地域子育て支援センター」などは，保育園を地域に開放して子育ての核にしようというねらいがある。背景には働く女性の子育て支援と同時に，核家族社会の中で相談する相手がいない若い母親の育児不安があるとされている。いずれにせよ女性が安心して子どもを生み育て働ける環境整備が待たれている。

引用・参考文献
1）大森正英『新版　健康管理概論』光生館　1996
2）大森正英他編『スポーツ健康学』エディケーション　1993
3）大森正英他編『実践健康学』中央法規出版　1992
4）細谷憲政「健康と食生活」『食品衛生研究』36(2)7～15　1986
5）厚生統計協会『国民衛生の動向』51(9)　2004

第2章 食生活と健康

　健康で生き生きとした生活を営むためには衣食住などの環境を良好な状態に保つことが必要である。その中でも特に食は生命の維持，成長，健康の増進のために絶対欠かすことができないものであり，人の健康を左右する最重要因子といえる。すなわち，食の過不足は，現時点における健康の保持・増進を困難にさせるばかりでなく，長年にわたる食習慣の積み重ねが，中高年層にあらわれる生活習慣病などの疾患発症にも関係してくるなど，人の健康に直接・間接に重大な影響を与えるものである。

第1節──栄養素の消化・吸収および体内利用

1　栄養と栄養素

　生体が必要な物質（食物）を体外から取り入れて処理し，生命の維持，成長，発育及び生活活動に利用する営みを栄養という。これに対し，肉・野菜などの食品に含まれている成分で，体内において栄養に関わる物質を栄養素という。つまり両者は混同されることも多いが，本来別物である。

　食べ物の中にはいろいろな成分が含まれているが，私たちの体内で利用されるものは以下の5つに分類できる（表2−1）。このうち，炭水化物（糖質），脂質，蛋白質を三大栄養素（または三大熱量素）という。

　人間の体を構成する成分の割合は図2−1右に示す通りである。これに対し，平均的な日本人が摂取する栄養成分は図2−1左に示すように，体構成成分と

大きくかけ離れている。これは，私たちが食物として摂取する成分がそのまま体の成分に置きかわるわけではないからである。食事成分として最も多い炭水化物（糖質）は，体内で分解されてエネルギー源となるばかりでなく，他の栄養素にも転換される。

表2-1　栄養素の種類

区分	栄養素	種類
三大熱量素	炭水化物（糖質）	澱粉,グリコーゲン,乳糖,蔗糖(砂糖),ぶどう糖,果糖,ガラクトース
	脂質	脂肪,燐脂質,コレステロール
	蛋白質	動物性蛋白質,植物性蛋白質
保全素	無機質	カルシウム,カリウム,ナトリウム,マグネシウム,硫黄,燐,よう素,亜鉛,鉄,銅など
	ビタミン	脂溶性ビタミン,水溶性ビタミン
水		

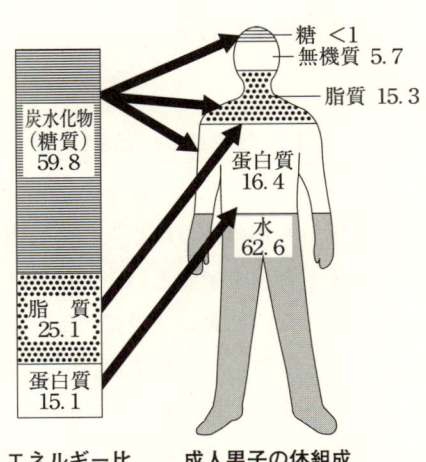

図2-1　日本人の摂取栄養素（％）

細谷憲政『栄養学—健康増進・成人病予防のための栄養学の基礎知識』調理栄養教育公社 1996
厚生労働省「国民栄養調査結果」　2002

無機質とビタミンを保全素（その栄養素が体内で不足した場合，他の栄養素で代用できず，栄養が保てないもの）ともいう。無機質の一部は体の組織の構成要素として用いられるほか，ビタミンとともに生理作用を調節する機能も重要である。

　五大栄養素に水を加えたものを六大栄養素とよぶことがある。水は体構成成分のうち最大量を占め，重要な働きをしている。六大栄養素にさらに７番目の栄養素として食物繊維を加えることもある。食物繊維は，単なる不消化物ではなく，体調調節機能など重要な働きをしている。各栄養素の体内における働きについて簡単にまとめたものを図２－２に示す。

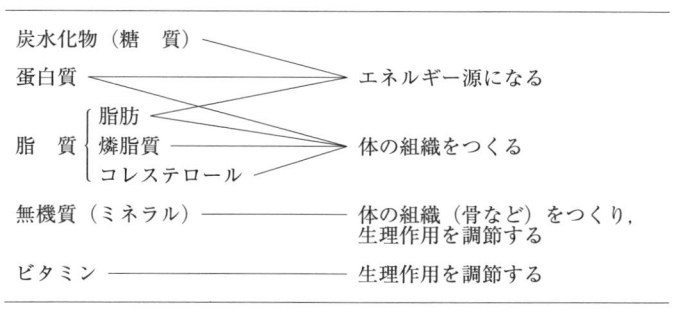

図２－２　体内における各栄養素の働き

２　栄養素の消化と吸収

　消化とは，食物として摂取した栄養素（高分子化合物）を消化管粘膜から吸収できるような微小な物質に分解することをいう。一方，吸収とは，消化された栄養素（低分子化合物）が胃腸粘膜を通過して体内に取り込まれることをいう。従来，消化と吸収は栄養素の消化管腔内における消化と，それに続く吸収というように２つの異なった過程として把握されてきた。ところが最近，消化の最終段階と吸収の初発段階は小腸粘膜上皮細胞表面において同時に進行するもので，明確に区別することはできないことがわかってきた。すなわち，栄養

素はまず消化管腔内で各種消化酵素（表2-2）による部分分解を受けた後，小腸粘膜から吸収されながら膜消化酵素（小腸粘膜に局在）により最終的に消化される（膜消化）（図2-3）。

表2-2 管腔内消化に関与する消化酵素[2]

消化液	酵素	至適条件	基質	主な生成物
だ液	α-アミラーゼ [α-1,4グルコシダーゼ]	pH6.6～6.8 Cl⁻活性化	でんぷん [アミロース，アミロペクチン]	リミットデキストリン マルトトリオース マルトース
舌・咽頭粘液	リパーゼ	pH5.4	長鎖トリグリセリド	ジトリグリセリド モノグリセリド
胃液	ペプシン	pH1～3	蛋白質	ペプトン
膵液	α-アミラーゼ	pH7	でんぷん [アミロース，アミロペクチン]	マルトース マルトトリオース イソマルトース （α-1,6結合）
	トリプシン	pH8～9	蛋白質 ペプトン	オリゴペプチド
	キモトリプシン	pH8～9	蛋白質 ペプトン	オリゴペプチド
	カルボキシペプチダーゼ	pH7～9	ペプチドC末端	ポリペプチド アミノ酸
	リパーゼ	pH8	トリグリセリド	脂肪酸 モノグリセリド グリセロール
	その他*			

* リボヌクレアーゼ（RNA→ヌクレオチド），デオキシリボヌクレアーゼ（DNA→ヌクレオチド），コレステロールエステル水解酵素，ホスホリパーゼA（レシチン→リゾレシチン）などがある。また，従来の成書には，いわゆる「腸液」には栄養素の最終段階までの消化酵素を含むように記載されているが，狭義の腸液または腸分泌液には消化酵素が含まれていない。

（大森・武藤，2002）

③ 栄養素の体内利用

食物として摂取された炭水化物（糖質），蛋白質，脂質は体内でそれぞれ特異な代謝経路を経て利用される。

第2章　食生活と健康

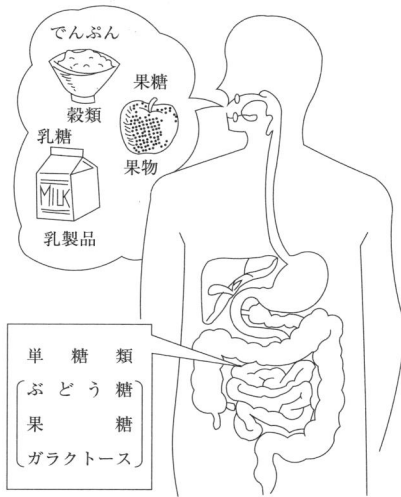

糖質の消化

小腸での単糖の吸収速度

単　　糖	吸収速度
ぶどう糖	100
ガラクトース	110
果　　糖	43
マンノース	19

＊ぶどう糖を100とした場合

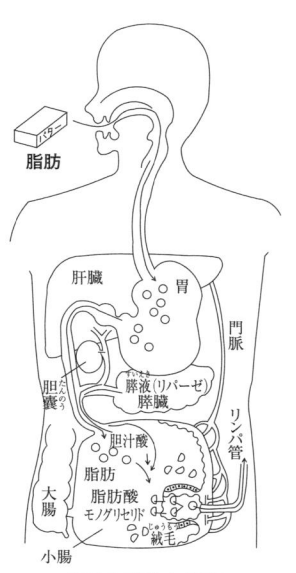

脂肪と消化と吸収

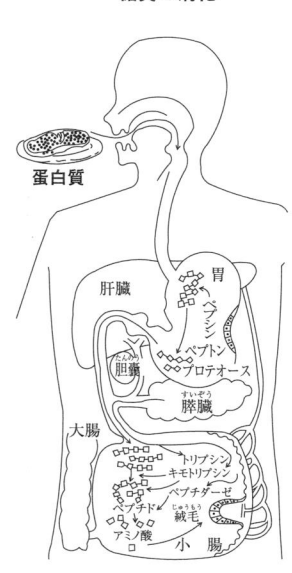

蛋白質の消化と吸収

図2−3　食べ物の消化と吸収[11]

27

1――――炭水化物（糖質）

炭水化物（糖質）は，ぶどう糖の形でエネルギーとして利用される分が多い。その他は，グリコーゲンの形で肝臓と筋肉に貯えられ（筋肉はグリコーゲンを直接，エネルギー源として利用することができる），蛋白質の補修に利用される分もあるが，残りはすべて脂肪に転換される。

2――――蛋白質

食物中の蛋白質は最終的にはアミノ酸にまで分解され，体に必要な蛋白質に再合成される。蛋白質は体の構成成分としてばかりでなく，ホルモン，酵素，免疫抗体など，様々な生理機能を有する「活性蛋白質」としても重要であり，動物は食物の形でこれを補給する必要があり，飢餓状態などで糖に転換される（糖新生）場合もあるが，通常，エネルギー源として利用されることは少ない。蛋白質が欠乏すると，体重減少，気力・体力の減退，胎児も含めた子どもの発育阻害などがみられ，疾病にかかりやすくなる。

3――――脂　質

食物中の脂質の大部分は中性脂肪であり，その他にりん脂質やコレステロールなどがある。脂質は，必須脂肪酸のほかは体内で合成可能なので，必ずしも食物として摂取する必要はないが，実際には脂質の含まれていない食物では脂溶性ビタミンの欠乏や吸収不全が生じるなどの問題がある。中性脂肪は筋肉の間，皮下，腹腔などに皮下脂肪として貯えられ，エネルギー源の貯蔵にあたるとともに体組織を保護（対衝撃，臓器の固定，保温など）する役割も果たし，一部はエネルギー源として利用される。りん脂質，コレステロールは蛋白質と結合して生体膜を形成し，組織脂質として存在するので，エネルギー源として利用されることはない。

4――――ビタミン類

ビタミンは生体の機能維持に不可欠な微量栄養素で，一般に体内で合成でき

ない物質（有機化合物）であるため，食物から摂取する必要がある。表2－3に主なビタミンの作用，欠乏症状，含有食物について記す。また，感染症罹患時・ストレス下などにおいてはビタミン類（特にA，C，B群）の消費が高まることが多いので注意が必要である。

表2－3　ビタミンの種類と作用[2]

▶脂溶性ビタミン

名　　称	主　作　用	欠　乏　症　状	含有する食物
ビタミンA プロビタミンA （カロチン）	網膜色素成分，上皮粘膜保護	夜盲症，角膜乾燥症，角膜軟化症，毛包性角化症，伝染病抵抗力低下，発育障害	肝油，バター，魚油（ビタミンA_2），にんじん，トマト，ほうれん草
ビタミンD （D_2，D_3） プロビタミンD	Caの代謝調節	佝僂病，骨軟化症，骨および歯の発育不全	肝油，卵黄
ビタミンE	過酸化防止	不妊症，筋萎縮	米，小麦の胚芽油，大豆油
ビタミンK	血液凝固，Ca結合，タンパクの生成	血液凝固遅滞，肝障害	豚肝油，トマト，キャベツ，緑葉

▶水溶性ビタミン

名　　称		主　作　用	欠　乏　症　状	含有する食物
ビタミンB群	ビタミンB_1	糖質酸化分解	脚気，多発性神経炎，食欲減退，消化不良，疲れやすい	肝臓，酵母，胚芽
	ビタミンB_2	酸化酵素の構成要素	成長停止，口角炎，口唇炎，舌炎，脂漏性皮膚炎，広汎性表在角膜炎	
	ナイアシン	生体内酸化還元反応	ペラグラ	
	ビタミンB_6	アミノ酸代謝系酵素の構成要素	皮膚炎，貧血	
	パントテン酸	酢酸，コハク酸，脂肪酸の活性化	皮膚炎，副腎皮質障害	
	ビオチン	炭酸固定反応酵素の構成成分	皮膚炎，脱毛	
	葉　酸 （フォラシン）	C_1残基活性化	大血球性貧血	
	ビタミンB_{12}	分子内残基転移，メチル化，異性化	悪性貧血	
ビタミンC		還元，コラーゲン合成，アミノ酸代謝	壊血病，疲れやすい，風邪をひきやすい	果汁，レモン汁，緑茶，馬鈴薯，野菜類

5────**無機質**（ミネラル）

　無機質は人体を構成する元素のうちで，酸素，炭素，水素，窒素以外の元素の総称であり，全元素の約4％を占めるにすぎない（図2－4）。人体に必要不可欠な無機質を必須ミネラルといい，カルシウムやナトリウムのように食物中に多く含まれるものを主要ミネラル，鉄や亜鉛のように食物中に少量（10g以下）存在するものを微量ミネラルと称する（表2－4）。

　無機質の生理作用は表2－5に示したように多様であり，これらが正常に機能するようにバランスのとれた食物摂取に心がけることはもとより，食べ方や食べる量にも注意をはらう必要がある。[*1, 2]

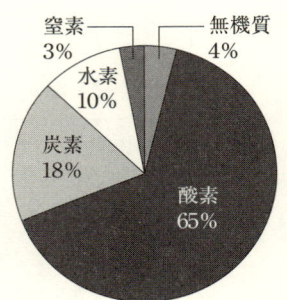

図2－4　人体構成元素の割合[4]

表2－4　必須ミネラル（人体）

分 類	ミ ネ ラ ル
主要ミネラル	カルシウム，燐，硫黄，カリウム，ナトリウム，塩素，マグネシウムの7種
微量ミネラル	鉄，亜鉛，銅，マンガン，コバルト，モリブデン，セレン，よう素，クロムの9種

出典　図2－4に同じ

---

*1　加工食品に添加物として使用されているフィチン酸やリン酸はカルシウム・鉄・亜鉛など，また茶類に含まれるタンニンは鉄の吸収を阻害する。
*2　カルシウム：りんは1：1程度で摂取するとよい。また，カルシウムは活性型ビタミンDにより吸収が促進される。

表2−5　無機質の生理作用

無機質	生理作用	欠乏症	主な所在
カルシウム	骨や歯の成分，血液凝固，筋肉の収縮	骨や歯が弱くなり成長が悪くなる	牛乳，小魚，海藻，緑黄色野菜
鉄	ヘモグロビンの成分	貧血	肝臓，豆，葉菜，海藻，煮干し
燐	骨や歯の成分	骨や歯が弱くなり疲労しやすくなる	魚，肉，卵，牛乳，穀類，豆
マグネシウム	酵素作用，神経作用，骨の成分	骨の形成に異常が起こる	穀類，葉菜
ナトリウムと塩素	pH，浸透圧の維持，神経，筋肉の興奮	疲労しやすい	食塩
カリウム	体液のpH，浸透圧の維持	疲労しやすい	野菜，果実，肉
銅	造血作用，酵素作用	貧血	肝臓，葉菜
よう素	甲状腺ホルモンの成分	甲状腺肥大　成長不良	海藻，海水魚
マンガン	酵素作用，骨の形成	成長不良	豆，野菜，胚芽
セレン	酵素作用，酸化防止作用	肝障害　心臓病	魚介，食肉
亜鉛	インスリンの成分，酵素作用	成長が悪くなる　味覚の鈍化	種実，貝，肝臓
クロム	グルコースの利用を高める（2価）	耐糖能低下　血中脂質増加	食肉，穀類
モリブデン	酵素作用	肝機能低下	肝臓，腎臓，牛乳，乳製品
コバルト	造血促進，ビタミンB_{12}の成分	悪性貧血	肝臓，魚介類，葉菜
硫黄	アミノ酸の成分，解毒作用	成長不良	蛋白質食品

細谷憲政他『三訂　人間栄養学』栄養教育公社　2000

第2節──望ましい食生活

　健康の保持・増進を図りQOLを高め，活力ある日常生活をおくるためには，良好な食生活の継続が必要となる。私たちは日常個別の栄養素を摂取するので

はなく，それらを各種含む食品を組み合わせて作った料理を食べているので，特定の栄養素のみを減らしたり増やしたりするのは容易ではない。

　料理には，一緒に調理されることが多い食品と，そうでない食品のグループが存在する。和食のように米飯中心の食事では，芋，豆（味噌を含む），つけもの，塩蔵品，魚，海藻類などが一緒に食べられやすい。これに対しパンを中心とした洋食では，乳製品，肉類，油脂類，砂糖類などが一緒に食卓を飾ることが多い。

　食生活と健康障害について，多くのことが判明してきている。脂肪の摂りすぎは心臓病や乳癌の発症を増やす，塩分過剰は高血圧・脳卒中の危険因子となる，などはその一例である。これらはいずれも単一の栄養素や単一食品の摂りすぎなどで起こるというよりも，和食を好むとか洋食中心のメニューが多いといった，食事構成のパターンに関係があるといった方がよい。つまり，伝統的な和食を中心とした食生活は脳卒中を起こしやすく，洋食中心の食生活は心臓病をもたらしやすいという傾向があるといえる。

　食生活と健康を考えるときには，個々の栄養素や食品だけでなく，食品の組み合わせ方，食事パターンを考えることが大切である。

1　栄養素摂取状況とその変遷

　昭和30年以前の日本は，長い間食料事情が悪く，栄養素の欠乏症に悩まされていたので，栄養対策は欠乏症対策が主であった。ところが最近は過剰栄養による肥満，高脂血症が問題となるなど，我が国の栄養素摂取状況には大きな変化がみられる。図2－5は栄養素等摂取量の年次推移を示す。摂取エネルギー量（およそ2,100kcal）の大きな変動はないが，炭水化物の摂取は漸減傾向にある。蛋白質，脂質（脂肪）は昭和50年ころまで急増し，中でも動物性蛋白質，脂質摂取量の伸びが著しかったが，その後，ほぼ一定の値をとっている。

　主要食品群別に摂取量の年次推移を示したのが図2－6で，米類摂取量の減少，乳・乳製品の増加などがみてとれる。

第2章 食生活と健康

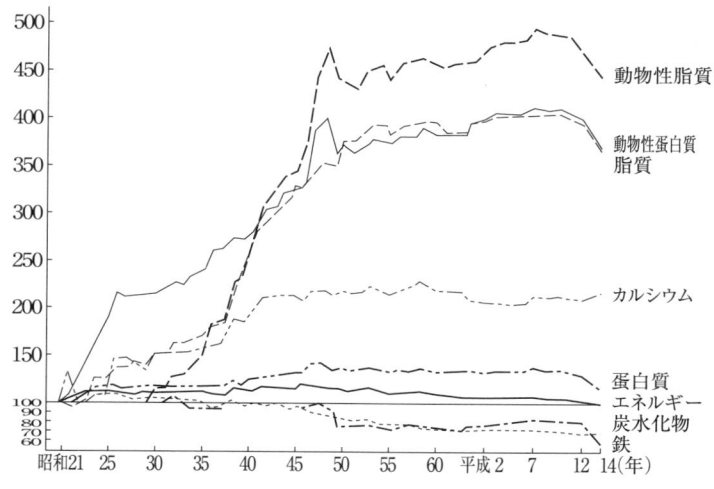

注)動物性脂質については昭和27年＝100,鉄については昭和30年＝100としている。

図2－5　栄養素等摂取量の推移（昭和21年＝100）
健康・栄養情報研究会『国民栄養の現状』2004

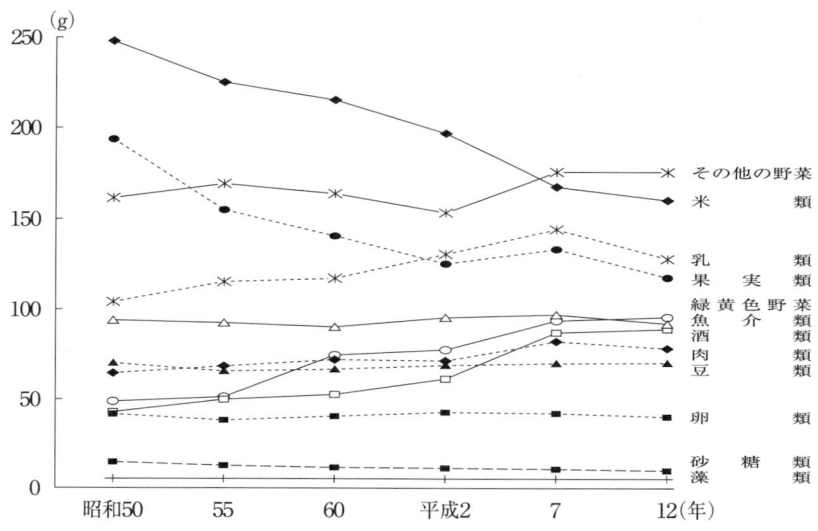

図2－6　食品別摂取量の年次推移
厚生労働省「平成14年国民栄養調査結果」から算出

18～29歳男子について栄養素摂取量と栄養素などの推定平均必要量を比較したのが図2－7で，エネルギー，カルシウム，ビタミンの一部が推定必要量を下回っている。食料事情が恵まれている現在，活力ある青年の食生活は決して良好とはいえない。

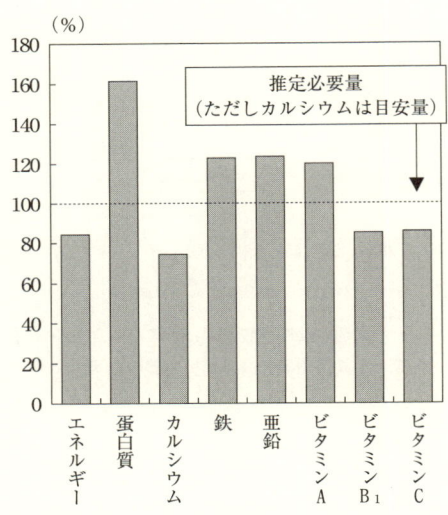

図2－7　青年期男子の平均栄養素摂取量と推定必要量との比較
　　推定必要量（ただしカルシウムは目安量）＝100
　　厚生労働省「平成14年国民栄養調査」の18－29歳男子の結果から算出

　摂取エネルギーの栄養素別構成比については，米や芋など，でんぷんを多く含む食品の摂取減，動物性食品や油脂の摂取増を反映して，炭水化物（糖質）のエネルギー比が減少し，脂質のエネルギー比が増大していた傾向にあったが近年やや改善されてきた。日本人の食事目標ともいうべき値は，蛋白質12％，脂肪20～25％，炭水化物（糖質）62～68％といわれ，現在の構成比は，まだ適正範囲には収まっていない。畜肉及びその製品の摂取過多による脂肪，特に動物性脂肪の摂取量は，生活習慣病予防の観点からもこれ以上増やさないことが望まれる。

第2章 食生活と健康

　現在，日本人の平均的な栄養素摂取状況は著しく改善され，おおむね良好であるとされているが，これはあくまで平均値に着目した場合であって，個人別にみると上記の例のようにまだ問題点を残している。エネルギー必要量は，年齢，性，体格，運動量，健康状態などの影響を受けて変わり得るので，摂取量の絶対値がそのまま減少，過剰を決めるものではないが，中には適正範囲外の摂取をしている例もかなり多いものと思われる。また，朝食欠食や外食の増加（図2－8），ストレス下での食事量の変動現象など（図2－9），個々人の食生活には，多くの問題点があると推定される。

　さらに，食塩の摂りすぎは高血圧などの循環器疾患に対し悪影響を及ぼす一要因となることが明らかにされてきている。全国1人1日当たりの食塩摂取量は11.1g（2004年）であり，目標値の10gには近づいているものの，減り方は鈍化傾向にあり（図2－10），今後も減塩に心がける必要がある。

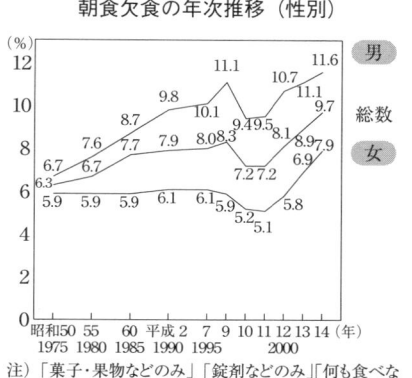
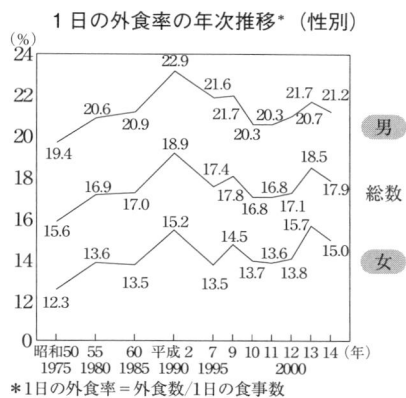

図2－8　朝食欠食および外食状況の年次推移
厚生労働省「平成14年国民栄養調査結果」

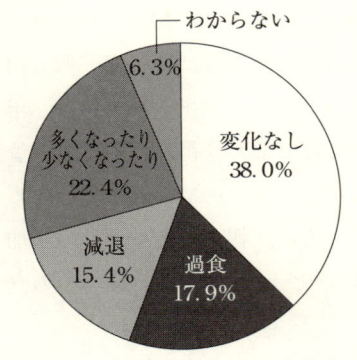

図2-9 ストレス下での食事量の変化（女子）
出典 図2-8に同じ

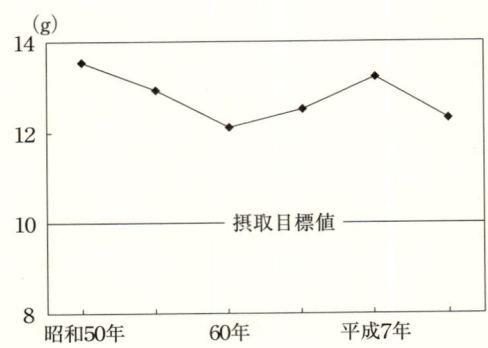

図2-10 1日の食塩摂取量の推移
厚生労働省「平成12年国民栄養調査結果」から算出

2 食事摂取基準

　元来，生体の保持に必要とするものは体が自然に要求するので，好きなものを自由に食べさせれば栄養素摂取の過不足は起こらない，とする意見もある。しかし，偏食がもたらす体調の乱れや，エネルギーの過剰摂取による肥満などの例にみるように，食に関する本能は常にあてになるとは限らない。[*3] 特に，近年消費量が増加している嗜好飲料，インスタント食品の中には，エネルギー源としての役割以外にはほとんど期待できないものが多いので注意が必要である。すなわち，それらの食品の多くはビタミン類，カルシウム，カリウム，食物繊維などをほとんど含まないため，その種の食品を摂取すると一応，空腹は満たされるが，生体に必要な栄養素は大幅に不足することになりかねない。
　青少年の中には，コーラなどの甘味が強い清涼飲料，ハンバーガーなどのファストフードやインスタントラーメンなどを好んで食べたり，欠食・偏食傾

＊3　鳩に白米のみを食べさせると脚気によりけいれんを起こすが，玄米を食べさせるとそれを防ぐことができる。しかし，白米と玄米を両方置くと，鳩は白米のみを食べ，脚気でひっくりかえる。本能というのは，このように信用できない場合もある。

向が強いなどの特徴がみられる。これらの食品ばかりを長期間にわたって食べ続けると，例えばビタミンB₁の生体内必要量が不足して，疾病発生をまねくことがある。個体が必要とする栄養素量は，体格，身体の状況，身体活動などによって当然変わってくる。健康を保ち，生き生きとして活動的な生活をするために，どのような栄養成分をどれだけ摂取すればよいか，その目安となる量を示したのが食事摂取基準である。性，年齢別に，また妊娠，授乳婦や体格，身体活動強度別に，比較的不足しがちな栄養素の必要量の基準を定めたものである（他書参照）。

③ 食生活の指針

　毎日の食事について，食事摂取基準をほぼ満たすように工夫することは大切であるが，そのための食品の組み合わせは無数にある。しかも，食事摂取基準は各栄養素の量を重量で示してあるので，そのままでは実用的でない。そこで，我が国の食習慣に合わせた食品構成を考え，食品群として分類することが行われている。3色食品群，4つの食品群，6つの基礎食品群，食品ピラミッドなどが知られている。

　図2-11に示した食品ピラミッドは，食品を7つのグループに分け，でんぷん（穀類）を1番下の土台に，2番目が野菜と果物，3番目が蛋白質（肉類，卵類，魚介類）及び牛乳と乳製品，頂点に砂糖を使った食品や油脂類を配し，ピラミッド形に，それぞれの食品を順次積み上げたものである。栄養の面から，摂取すべき食品の種類と量がサービング数として示されており，その食品が重要かどうかが直感的に理解できるように工夫されている。この考え方はアメリカ合衆国農務省が開発したもので，アメリカ人一般の食事指導や学校の栄養教育の現場などで使用されている。各食品群からまんべんなく2，3品の食品を選択することにより，適切な食事献立の作製が可能となり，ライフサイクルに応じた量の加減もある程度できるようになっている。この分類に従うと，「蛋白質源：ビタミン・ミネラル源：エネルギー源」の比率をおよそ1：2：3の

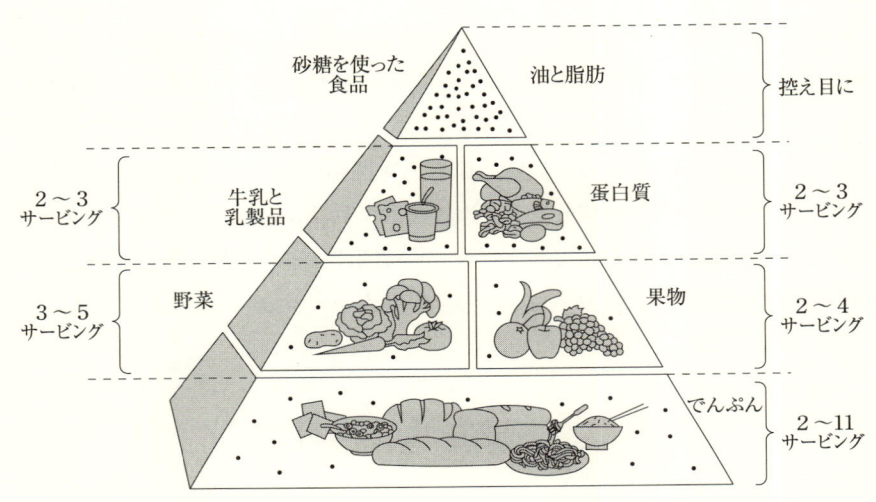

図中ラベル:
- 控え目に
- 砂糖を使った食品
- 油と脂肪
- 2〜3サービング　牛乳と乳製品
- 蛋白質　2〜3サービング
- 3〜5サービング　野菜
- 果物　2〜4サービング
- でんぷん　2〜11サービング

サービング：摂取食品量の目安を示す単位。食品によって1サービングの量は異なって，牛乳ならコップ1杯，肉ならば60〜90g，パンなら食パン1枚である。

図2−11　食品ピラミッド[5]

割合に配分するのが望ましいとされている。

　現在の日本人の平均的な食事内容は，健康と長寿を保つためには優れたものとされているが，食習慣として改めたほうがよいと思われる点も残っている。例えば子ども達に孤食，偏食，欠食という食形態の乱れが目立ち，食卓が食教育の場となりがたい傾向になっている。また，塩分に関しては，一般に日本食が副食としてのおかずを主食のごはんと一緒に口に入れたときにちょうどよいように味付けされる習慣（口中調味）があり，そのため個々のおかずがやや濃く味付けされる傾向がある。これが伝統的な味となっているため，特に高齢者のいる家庭では減塩指導に困難を伴うことが多いといわれる。こうした問題を配慮して，文部省・厚生省・農林水産省の協同指針として2000年に食生活を中心とした積極的な健康づくりのための提言を行っている（表2−6）。これは栄養素の摂取指針だけではなく，心身の健康増進の目的を持って食生活のあり方を個人の生活習慣の中にいかに組み込むかを示した例といえよう。

表2-6　健康づくりのための食生活指針

◆食事を楽しみましょう。
- ・心とからだにおいしい食事を，味わって食べましょう。
- ・毎日の食事で，健康寿命をのばしましょう。
- ・家族の団らんや人との交流を大切に，また，食事づくりに参加しましょう。

◆1日の食事のリズムから，健やかな生活リズムを。
- ・朝食で，いきいきした1日を始めましょう。
- ・夜食や間食はとりすぎないようにしましょう。
- ・飲酒はほどほどにしましょう。

◆主食，主菜，副菜を基本に，食事のバランスを。
- ・多様な食品を組み合わせましょう。
- ・調理方法が偏らないようにしましょう。
- ・手作りと外食や加工食品・調理食品を上手に組み合わせましょう。

◆ごはんなどの穀類をしっかりと。
- ・穀類を毎食とって，糖質からのエネルギー摂取を適正に保ちましょう。
- ・日本の気候・風土に適している米などの穀類を利用しましょう。

◆野菜・果物，牛乳・乳製品，豆類，魚なども組み合わせて。
- ・たっぷり野菜と毎日の果物で，ビタミン，ミネラル，食物繊維をとりましょう。
- ・牛乳・乳製品，緑黄色野菜，豆類，小魚などで，カルシウムを十分にとりましょう。

◆食塩や脂肪は控えめに。
- ・塩辛い食品を控えめに，食塩は1日10g未満にしましょう。
- ・脂肪のとりすぎをやめ，動物，植物，魚由来の脂肪をバランスよくとりましょう。
- ・栄養成分表示を見て，食品や外食を選ぶ習慣を身につけましょう。

◆適正体重を知り，日々の活動に見合った食事量を。
- ・太ってきたかなと感じたら，体重を計りましょう。
- ・普段から意識して身体を動かすようにしましょう。
- ・美しさは健康から。無理な減量はやめましょう。
- ・しっかりかんで，ゆっくり食べましょう。

◆食文化や地域の産物を活かし，ときには新しい料理も。
- ・地域の産物や旬の素材を使うとともに，行事食を取り入れながら，自然の恵みや四季の変化を楽しみましょう。
- ・食文化を大切にして，日々の食生活に活かしましょう。
- ・食材に関する知識や料理技術を身につけましょう。
- ・ときには新しい料理を作ってみましょう。

◆調理や保存を上手にして無駄や廃棄を少なく。
- ・買いすぎ，作りすぎに注意して，食べ残しのない適量を心がけましょう。
- ・賞味期限や消費期限を考えて利用しましょう。
- ・定期的に冷蔵庫の中身や家庭内の食材を点検し，献立を工夫して食べましょう。

◆自分の食生活を見直してみましょう。
- ・自分の健康目標をつくり，食生活を点検する習慣を持ちましょう。
- ・家族や仲間と，食生活を考えたり，話し合ったりしてみましょう。
- ・学校や家庭で食生活の正しい理解や望ましい習慣を身につけましょう。
- ・子どものころから，食生活を大切にしましょう。

文部省・厚生省・農林水産省決定　2000

4　食生活と健康

　私たちの食事の摂り方や内容は様々に変化するのが普通である。それらが不規則，過少あるいは過剰であり，かつ限度を超えて長期間続くと体が対応しきれず，健康に破綻をきたすことになる（表2－7）。私たちの食事内容は，住んでいる地域や習慣，経済性などの環境因子の影響を受ける。栄養価が高いという理由だけでなく，その人の身体状況や生活環境を考慮して，何をどのように選んで調理し，いつ，どのくらい食べるかを適切に判定することが最も大切なことである。このようにして，私たちは健康を保ち，病気を予防し，あるいは病気から回復することができる。

　漢方では古来から薬食同源という考え方がある。「食の内容や摂り方が不適切なため，体調が乱れ病気になるので，食事を正せば病気は治るものである。薬は食事の調節のみでは不充分な場合にのみ，やむを得ず使うもので，治療法としては食事が最上である。」といった内容であるが，この考え方は現代でも

表2－7　栄養の欠陥に伴う身体状況の変化[2]

1　初期状態
　　栄養素の利用低下←食事中の栄養素
　　　　　　　　　　　のアンバランス
　　吸収不全
　　代謝変動
　　利用亢進（妊娠，授乳など）
2　生化学的に変動のみられる状態
　　血流中の濃度の変動
　　尿中排泄の変動
　　指標とみなされる　酵素活性
　　　　　　　　　　　代謝産物　の変動
3　生理的に変化のみられる状態
　　非特異的な徴候　不定愁訴
4　臨床的に変化のみられる状態
　　特異的な徴候

細谷　1986

多くの場合，よく当てはまる。すなわち食事の摂り方そのものが健康を保つ最上の道といえる。

⑤ 食生活とライフサイクル

　人間の生活は，乳幼児期から成長期，壮年期，老年期といった移り変わり（ライフサイクル）とともに大きく変化する。外見や精神，行動様式のみならず，身体の機能や代謝系も著しい変化を遂げる。したがって，健康の保持・増進の観点から食生活を考える場合，栄養素間のバランスを配慮するだけでは不充分で，ライフサイクルの特徴を基本としたきめ細やかな対応が必要となる。

　厚生省（現厚生労働省）は前述の食生活指針（2000年）に先立ち，対象特性別の食生活指針を策定した（1990年）。この指針は生活習慣病予防，成長期，女性（母性）などに分けてそれぞれ示されている（表2－8）。個々人のライフサイクル上の特性に応じ，よりわかりやすい，具体的な目標を示した試みである。一例として青年期の食生活上のチェックポイントについて述べる。

◆青年期の食生活の問題点

　肉体的にも精神的にも不安定な時期である青年期の食生活の問題点を記す。

　青年期は疾病罹患率が低く，体力もあり，また社会的責任の少ない年齢であることから，日常の食生活と健康の関連を軽視しがちである。しかし青年期は，一生のうちで最も栄養が必要な時期であり，この時期の栄養不足は生涯にわたる健康への悪影響も懸念される。そこで，健康の維持・増進に向けて自らが正しい食生活管理をし，よい食習慣を体得することが必要である。

朝食欠食……青年期で欠食率の高い者は，生活環境ではひとり暮らし，年代では20歳代前半，性別では男子である。朝食欠食の弊害は，栄養素の1日の必要量の充足が不十分，頭脳活動の低下による集中力の欠落，作業能率の低下，疲労感等の愁訴があげられる。

外食……外食産業全盛の影響を受け，どの年代でも外食の比率は年々高くなっている。青年期の外食状況は，朝・昼・夕食ともひとり暮らしの者，年代で

表2-8　対象特性別の食生活指針

◆生活習慣病予防のための食生活指針

　人生80年時代を健やかに過ごすために，生活習慣病の予防は最大の課題である。長年にわたる生活習慣，特に食生活のあり方が大きく影響することから，生涯を通じての適正な食生活習慣の確立が何より重要である。このような観点から，すべての年代を通じて，特に壮年期以降において注意すべき事項を示す。

1　いろいろ食べて生活習慣病予防
　▷主食，主菜，副菜をそろえ，目標は1日30食品
　▷いろいろ食べても，食べ過ぎないように
2　日常生活は食事と運動のバランスで
　▷食事はいつも腹八分目
　▷運動十分で食事を楽しもう
3　減塩で高血圧と胃がん防止
　▷塩からい食品を避け，食塩摂取は1日10グラム以下
　▷調理の工夫で，無理なく減塩
4　脂肪を減らして心臓病予防
　▷脂肪とコレステロール摂取を控えめに
　▷動物性脂肪，植物油，魚油をバランス良く
5　生野菜，緑黄色野菜でがん予防
　▷生野菜，緑黄色野菜を毎日の食卓に
6　食物繊維で便秘・大腸がんを予防
　▷野菜，海藻をたっぷりと
7　カルシウムを十分にとって丈夫な骨づくり
　▷骨粗しょう症の予防は青壮年期から
　▷カルシウムに富む牛乳，小魚，海藻を
8　甘い物は程々に
　▷糖分を控えて肥満予防
9　禁煙，節酒で健康長寿
　▷禁煙は百益あっても一害なし
　▷百薬の長アルコールも飲み方次第

◆成長期の食生活指針

　あらゆる意味での出発点となる乳・幼児期，そして成長著しい学童期，多感な思春期等，適正な栄養素の摂取の重要性はいうまでもないが，さらに，味覚の形成，家族団らん，規則正しい生活習慣づくりなど，生涯にわたる適正な食生活習慣の基礎づくりとして大切な時期である。これら成長期の子ども達の食生活について，特に注意すべき事項を示す。

1　子どもと親を結ぶ絆としての食事
　　　―乳児期―
　▷食事を通してのスキンシップを大切に
　▷母乳で育つ赤ちゃん，元気
　▷離乳の完了，満一歳
　▷いつでも活用，母子健康手帳
2　食習慣の基礎づくりとしての食事
　　　―幼児期―
　▷食事のリズム大切，規則的に
▷何でも食べられる元気な子
▷うす味と和風料理に慣れさせよう
▷与えよう，牛乳・乳製品を十分に
▷家族そろって食べる食事の楽しさを
▷心掛けよう，手づくりおやつの素晴らしさ
▷保育所や幼稚園での食事にも関心を
▷外遊び，親子そろって習慣に

3 食習慣の完成期としての食事
　―学童期―
　▷1日3食規則的，バランスとれた良い食事
　▷飲もう，食べよう，牛乳・乳製品
　▷十分に食べる習慣，野菜と果物
　▷食べ過ぎや偏食なしの習慣を
　▷おやつには，いろんな食品や量に気配りを
　▷加工食品，インスタント食品の正しい利用
　▷楽しもう，一家団らんおいしい食事
　▷考えよう，学校給食のねらいと内容
　▷つけさせよう，外に出て体を動かす習慣を

4 食習慣の自立期としての食事
　―思春期―
　▷朝，昼，晩，いつもバランス良い食事
　▷進んでとろう，牛乳・乳製品を
　▷十分に食べて健康，野菜と果物
　▷食べ過ぎ，偏食，ダイエットにはご用心
　▷偏らない，加工食品，インスタント食品に
　▷気をつけて，夜食の内容，病気のもと
　▷楽しく食べよう，みんなで食事
　▷気を配ろう，適度な運動，健康づくり

◆女性（母性を含む）のための食生活指針

女性は，一般に男性に比べ食生活へのかかわりは多くみられる。特に，胎児，乳児の栄養は妊娠，哺乳期の女性の食生活に大きく依存する。このような女性自身の健康はもとより，家族や子ども，特に妊娠・授乳という女性特有の観点からの食生活へのかかわりについて示す。

1 食生活は健康と美のみなもと
　▷上手に食べて体の内から美しく
　▷無茶な減量，貧血のもと
　▷豊富な野菜で便秘を予防
2 新しい生命と母に良い栄養
　▷しっかり食べて，1人2役
　▷日常の仕事，買い物，良い運動
　▷酒とたばこの害から胎児を守ろう
3 次の世代に賢い食習慣を
　▷うす味のおいしさを，愛児の舌にすり込もう
　▷自然な生活リズムを幼いときから
　▷よく噛んで，よーく味わう習慣を
4 食事に愛とふれ合いを
　▷買ってきた加工食品にも手のぬくもりを
　▷朝食はみんなの努力で勢ぞろい
　▷食卓は「いただきます」で始まる今日の出来ごと報告会
5 家族の食事，主婦はドライバー
　▷食卓で，家族の顔見て健康管理
　▷栄養バランスは，主婦のメニューで安全運転
　▷調理自慢，味と見栄えに安全チェック
6 働く女性は正しい食事で元気はつらつ
　▷体が資本，食で健康投資
　▷外食は新しい料理を知る良い機会
　▷食事づくりに趣味を見つけてストレス解消
7 「伝統」と「創造」で新しい食文化を
　▷「伝統」に「創造」を加えて，我が家の食文化
　▷新しい生活の知恵で環境の変化に適応
　▷食文化，あなたとわたしの積み重ね

は20歳代前半，性別では男子で多くみられる。外食では，食品の摂取が偏りやすく，高脂肪食，野菜不足になりやすい。

貧血……青年期に起きる貧血の大部分は，欠食・偏食・減食・外食など食形態の不備による栄養素の不足が主な原因となる鉄欠乏性貧血である。この時期には，身体的な発育特徴から，特に女子では生理的失血，男子では急速な発育に造血が追いつかないという現象もあり，貧血者数は多くなる。現在，若い女性の25％が貧血傾向といわれている。将来の母性保護や，妊婦貧血を防ぐためにも，この時期から食生活を適正に保ち，貧血を根治する必要がある。赤血球の産生に関与する栄養素は，鉄，蛋白質，銅，葉酸，ビタミンB_6，ビタミンB_{12}，ビタミンCなどがある（図2－12）。貧血者はもとより，正常者も日頃からこれらの栄養素を多く含む食品を中心に，多種多様の食品を組み合わせて摂取するよう心がける必要がある。さらに，貧血の予防や治療には日常生活上，①適度な運動，②規則正しい生活，③消化のよい料理の工夫など，十分な心くばりが必要である。

食事制限（ダイエット）……青年期の女子は「肥満」という言葉に極度の関心をもっている。適正範囲の体重の者はもちろん，痩せている者でさえも「自分は肥っている。もっと痩せたい。」と思い，食事制限に関心を示す例は多い。痩せ願望のあまり，誤った食生活や薬剤による食事制限をした結果，貧血や月経困難などの身体的疾病を引き起こしたり，さらには神経性食欲不振症のような精神的異常を伴う疾病を誘発する可能性も強い。自らの体重が肥満か否かを正確に把握することが最も大切である。例え肥満者がダイエットを実施する場合でも，正しい知識に立脚した実施方法をとることに十分配慮しなくてはならない（第3節参照）。

便秘……若い女性によくみられる便秘は，身体の機能性低下，すなわち大腸の蠕動運動低下や排便反射の鈍化などが主原因となっている場合が多い。これは不適切な食生活や便意の我慢などで慢性化していく。食事面では特に食物繊維を多く含む芋・豆・野菜類を献立に多く取り入れるよう心がけるとよい。さらに規則正しい食生活，適度な運動，定時刻の排便習慣などを身につけ，

第2章 食生活と健康

☆鉄分の多い食品を

鉄分は，ヘモグロビン構成成分として貧血予防上，特に大切な栄養素です。鉄分は，レバー，かき，いわし，貝類，さんま，ほうれん草などの緑黄色野菜等の食品に多く含まれている。なかでも，動物性食品中の鉄分は吸収されやすいので，できるだけ多くとりましょう。

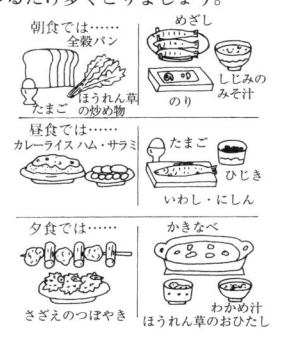

朝食では……
全粒パン　めざし
たまご　　のり
ほうれん草の炒め物　しじみのみそ汁

昼食では……
カレーライス　ハム・サラミ　たまご
　　　　　　　　　　　　　ひじき
　　　　　　　　　　いわし・にしん

夕食では……
さざえのつぼやき　かきなべ
ほうれん草のおひたし　わかめ汁

☆動物性蛋白質を十分に

蛋白質は，血液をつくる大切な材料であるばかりでなく，鉄分の吸収を良くする働きがあります。特に動物性蛋白質は，貧血予防に欠かせない大切な栄養素ですから，魚，肉，卵，牛乳・発酵乳・チーズなどは，ふだんよりも20～30％程度は多めにとりましょう。

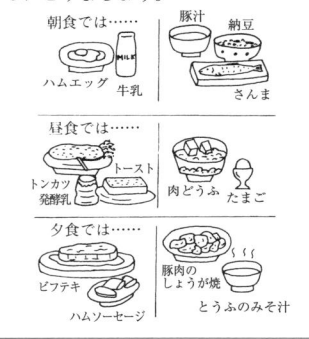

朝食では……
ハムエッグ　牛乳　豚汁　納豆
　　　　　　　　　　　　さんま

昼食では……
トンカツ　トースト
発酵乳　　肉どうふ　たまご

夕食では……
ビフテキ　豚肉のしょうが焼
ハムソーセージ　とうふのみそ汁

☆ビタミンCもたっぷりと

ビタミンCは，食品中の鉄分の吸収を助ける重要な働きをします。ビタミンCの多いみかん，いちご，キウイなどの果物や新鮮な野菜をたっぷりとることも大切です。

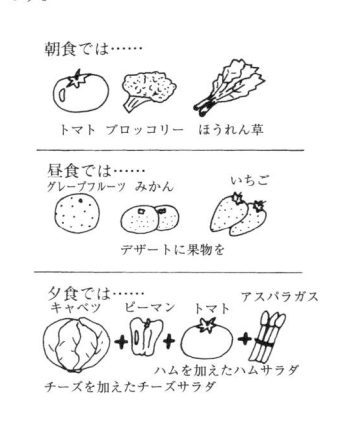

朝食では……
トマト　ブロッコリー　ほうれん草

昼食では……
グレープフルーツ　みかん　いちご
デザートに果物を

夕食では……
キャベツ　ピーマン　トマト　アスパラガス
ハムを加えたハムサラダ
チーズを加えたチーズサラダ

☆その他の栄養素にも注意して

銅……造血成分として，鉄に次いで重要な栄養素です。
　レバー，かき，ごま，ひじき，わかめなどに多く含まれています。

ビタミンB_{12}……コバルトを含み，悪性貧血に効果があります。葉酸とともに核酸の合成に関与しています。
　レバー，あさり，かき，しじみ，いわし，卵，スキムミルク，チーズに多く含まれています。

葉酸……ヘモグロビンの合成におけるポルフィリン環の形成に関与しています。
　レバー，かき，アスパラガス，ほうれん草，ブロッコリー，レタス，きのこに含まれています。

ビタミンB_6……蛋白質代謝に関与する酸素の補酵素として大切な働きをします。
　レバー，獣鳥肉類，卵，チーズ，ほうれん草に含まれています。

図2-12　造血に関係する栄養素とその働き
日本栄養士会『健康増進のしおり』に加筆

安易に下剤に頼らないようにすることも大切である。

6 食生活と生活習慣病

　病気，特に慢性疾患は，長期間にわたりその疾患の原因因子と関わった結果，いわば必然的に発病することが多い。中でも食生活の影響は甚大で，数十年にも及ぶ積み重ねの結果が生活習慣病の発生に大きく関与している。病気になってからの治療，食事制限ももちろん大切だが，若い時期から日常の食生活を充実させることにより，生涯にわたる健康の維持・増進を図ることが肝要である。食習慣，食嗜好の多くは，乳幼児期に形成されると考えられるので，食生活指導は家族団らんの楽しい雰囲気で乳幼児期から行うと効果的である。

　日本人の平均的な食事は，炭水化物（糖質），脂肪，蛋白質のエネルギー比がそれぞれ60：25：15という高糖質食である（図2−13）のに対し，欧米人の

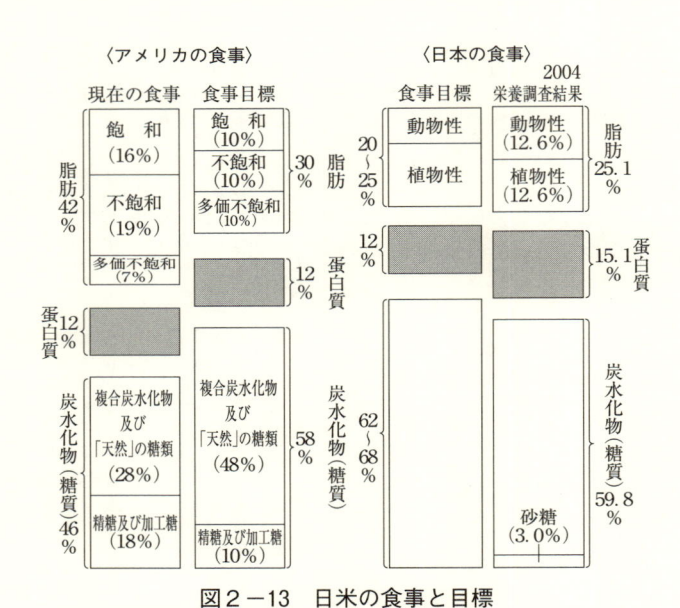

図2−13　日米の食事と目標

藤沢良知『栄養・健康データハンドブック』同文書院　2005
大森正英他『実践健康学』中央法規出版　1992より一部修正

食事は炭水化物（糖質）が40〜45％，脂肪が35〜45％という高脂肪食である。しかも日本人の食事の場合，和・洋・中華というように調理内容が多彩で，ライフサイクルに応じ，こってりしたものからあっさりしたものへというような調整が比較的容易にできる。これに比べ，欧米人の食事は肉料理を中心としたいわゆる洋食で，子どもから高齢者に至るまで，ライフサイクルに応じた変化はほとんどないのが特色である。

アメリカの場合は，摂取エネルギーの40％以上を脂肪から得ている。疾患としては，冠状動脈硬化に基づく心筋梗塞死が死亡の第１位を占め，しかも年々より若い人が心臓病に冒される傾向がある。この主要な原因は食事内容にあると考えられ，こうした栄養素のアンバランスと過剰摂取を改善するよう勧告がなされている（図２−13）。その内容は，畜肉，卵，乳脂肪，砂糖の摂取量を半分に減らし，穀類，芋類などの炭水化物（糖質）及び緑黄色野菜を増やすことなどが主である。また欧米人の食事には繊維が少ないことも，高コレステロール血症，大腸癌の発生を高めているといわれる。

乳製品や畜肉などに含まれる動物性脂肪は飽和脂肪酸が多く，これに対して植物油や魚油からの脂肪は高度不飽和脂肪酸が多い。日本人の食事は欧米人の食事に比して高度不飽和脂肪酸の占める比率が高く，動脈硬化の進展や血圧の上昇を抑える作用が強いなど，生活習慣病予防という面からみても優れた食事といえる。実際，近年における日本人の急速な平均寿命の延びは，こうした食生活によって支えられている部分が大きいことを忘れてはならない。最近，特に若者の食事内容は，欧米化傾向が顕著である。日本食と欧米食の優れたところを取り入れることによって，前記した米国の現象を追惰しないように心がける必要がある。

7　潜在性栄養素欠乏症

生活様式の多様化に伴い，食生活の乱れによる潜在的な栄養素欠乏状態にある人の増加が心配されている。

現在，潜在性栄養素欠乏症が最も生じやすいと思われるのは，ビタミンおよびミネラル類である。潜在性栄養素欠乏症としては，疲労感，倦怠感，食欲不振，病気にかかりやすくなるなどのいわゆる不定愁訴が主なものである。これらは日常生活へ直接影響を及ぼすが，そのほか，動脈硬化，癌，糖尿病など長期にわたって徐々に形成される生活習慣病の発症にも関与し，健康との関係は重大である。以下に潜在的栄養素欠乏を生じやすい例を示す（〈　〉は不足しがちな栄養素）。

▷単身赴任者・外食の多い人（学生，独身者など）・不規則な生活をしている人・清涼飲料やファストフードの類を好む人・偏食の傾向が強い人→〈ビタミンA，B_1，C，カルシウム〉

▷間食の多い人，カロリー・食事制限（ダイエット）をしている人→〈蛋白質，A，B_1，B_6，E，カルシウム，鉄，亜鉛〉

▷飲酒，喫煙を好む人→〈A，B_1，B_2，B_6，C，ナイアシン，葉酸〉

▷ストレスの多い生活をしている人→〈A，C，カルシウム〉

▷甘いものを好む人→〈B_1〉

▷病気，特に感染症（かぜ，胃腸炎など），手術後の人→〈A，B_1，C，E〉

▷筋肉運動量が多い人→〈B_1，B_2，ナイアシン〉

▷妊産婦・授乳婦・発育期の青少年→〈ビタミン類全般，蛋白質，カルシウム，鉄〉

▷抗生物質を使用している人→〈B_2〉

▷経口避妊薬（ピル）を使用している人→〈B_1，B_6，B_{12}，葉酸，C，E〉

▷厳格な菜食主義者→〈B_{12}〉

▷日のあたらないところにいることが多い人→〈D〉

　次に，適切な栄養素の補給が必要な症状の例を示す（〈　〉は補うべき栄養素）。

▷肌があれやすい→〈ビタミンA，B_2，B_6，E〉

▷疲れやすい→〈B_1，B_2，B_{12}，C，ナイアシン〉

第2章　食生活と健康

▷手足がしびれる，顔がはれぼったい→〈B_1〉
▷虫歯ができやすい→〈B_6，D，カルシウム〉
▷記憶力が衰えてきた→〈B_1，B_6，B_{12}〉
▷貧血気味→〈B_{12}，葉酸，鉄〉
▷口のまわりに皮膚炎ができやすい→〈A，B_2，B_6，ナイアシン〉
▷暗いところに目が慣れにくい→〈A〉

　なお，不足しがちなビタミン，ミネラル類を補う際には，食物からそれらを摂ることが大切である。摂取エネルギー（カロリー）の制限などにより，食品の組み合わせの工夫だけではどうしても不足分を補えない場合には，ビタミン剤や栄養剤などを用いる。ただし，容易にこれらに頼ることは厳に慎むべきであり，食生活改善の努力を放棄してはならない。

　同様なことは栄養機能食品として販売されているサプリメントや錠剤についてもいえる。なお，2001年4月に，消費者が安心して自らの生活状況に応じた食品を選択できるように「保健機能食品」制度が創設された。

　「保健機能食品」は，国への許可申請の必要性，食品の機能の違いなどにより，「特定保健用食品」と「栄養機能食品」に分類される。

〈1　特定保健用食品（Food for specified health uses）〉

　偏りがちな食生活や食習慣を正し，生活習慣病の一次予防を目的に，1991年に創設された（表2−9）。

〈2　栄養機能食品（Food with nutrient function claims）〉

　通常の食生活を営むことが困難で，1日に必要な量を摂取できない成分の補給・補完に利用されることを目的としている。一般にサプリメントなどとよばれているカプセルや錠剤の形の食品である。現在は，ビタミン12種類，ミネラル5種類に限られている。

表2-9 特定保健用食品の用途の表示と関与成分，想定される作用と食品の種類

保健用途の表示内容	関　与　成　分	想定される作用	食品の種類例
お腹の調子を整える食品	オリゴ糖（フラクトオリゴ糖，ガラクトオリゴ糖，大豆オリゴ糖，乳糖オリゴ糖，イソマルトオリゴ糖，ラクチュロース等） 乳酸菌，ビフィズス菌類 食物繊維類（難消化性デキストリン，小麦ふすま，キトサン等）	ビフィズス菌増加 乳酸菌による腸内環境の改善 便量を増やす，排便促進	飲料，テーブルシュガー，食酢等 発酵乳，飲料，シリアル，スープ，スナックメン
コレステロールが高めの人に適する食品	大豆蛋白質 キトサン 低分子化アルギン酸 植物ステロール	コレステロールの吸収抑制	ハンバーグ，ソーセージ，スープ，豆乳 魚肉練り製品，スナックメン，ビスケット 飲料 食用調理油，マーガリン
血圧が高めの人に適する食品	かつお節オリゴペプチド ラクトトリペプチド サーデインペプチド 杜仲茶配糖体（ゲニポシド酸）	アンギオテンシン変換酵素（ACE）阻害 副交感神経刺激	味噌汁，飲料，スープ等 飲料 飲料 飲料
ミネラルの吸収を助ける食品	CCM（クエン酸リンゴ酸カルシウム） CPP（カゼインホスホペプチド） フラクトオリゴ糖 ヘム鉄	カルシウムの溶解性の向上 カルシウムと結合し吸収促進 フラクトオリゴ糖より生成する有機酸によるカルシウムの吸収促進 鉄吸収率のよいヘム鉄を利用	飲料 飲料，豆腐 錠菓，飲料 飲料，ゼリー
虫歯の原因になりにくい食品	パラチノース，マルチトール，エリスリトール，還元パラチノース，茶ポリフェノール	虫歯菌の栄養源にならない甘味料 虫歯菌の増殖抑制	ガム，飴，錠菓 ガム，飴，錠菓
歯の健康維持に役立つ食品	CPP-ACP（カゼインホスホペプチド-非結晶リン酸Ca複合体） キシリトール，マルチトール，リン酸水素Ca，フクロノリ抽出物（フノラン）	歯の脱灰の抑制と再石灰化促進 虫歯菌の栄養源とならず，歯の脱灰の抑制と再石灰化促進	ガム ガム
血糖値が気になり始めた人に適する食品	難消化性デキストリン グアバ茶ポリフェノール 小麦アルブミン L-アラビノース	ブドウ糖の小腸からの吸収を緩やかにする 糖の吸収を遅延 でんぷんの消化を遅延 小腸のショ糖分解酵素抑制	味噌汁，飲料，包装米飯 飲料 スープ テーブルシュガー
食後の血中中性脂肪が上昇しにくい食品	ジアシルグリセロール グロビン蛋白質分解物	小腸でトリアシルグリセロールに合成されにくい 食後中性脂肪の増加抑制	食用調理油 飲料
体脂肪がつきにくい食品	ジアシルグリセロール	小腸でトリアシルグリセロールに合成されにくい	食用調理油
骨の健康が気になる人に適する食品	ビタミンK₂高産生納豆菌 大豆イソフラボン MBP（乳塩基性たんぱく質）	骨蛋白質形成に影響するビタミンK₂を供給 骨からのカルシウム溶出の抑制に影響 骨吸収の抑制と骨形成の促進	納豆 飲料 飲料

第2章　食生活と健康

第3節──肥満・痩せと食生活

　今まで述べてきたように，日本人の栄養充足状況は，平均的にはおおむね満たされている。しかし，個々で比較すると，決して安心することはできない。例えば，図2－14に示したように男子では肥満者の比率が，若い女子では痩身者の比率が年々増加している。肥満や痩せは，ともに疾病罹患率や休業率が高く，健康の保持・増進にとっては好ましくない（図2－15）。

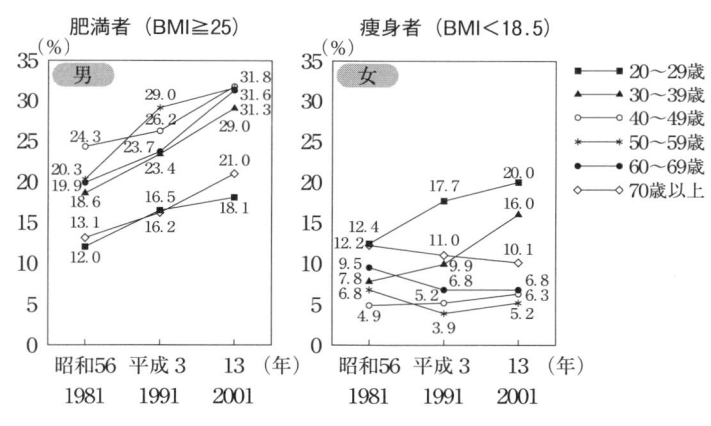

図2－14　肥満者・痩身者の年次推移
厚生労働省「平成13年度国民栄養調査結果」を一部修正

　肥満とは，一般に脂肪が体にたまりすぎた状態をさす。近年，食生活が豊かになった反面，運動量が減少して肥満症が増加しており，文明病の一種とされている。肥満の直接の原因は，脂肪組織における脂肪細胞の肥大及び数の増加である。脂肪細胞の容積はエネルギーの備蓄状態を反映して増減があるが，脂肪細胞の数は基本的には減らないとされ，年少時に過食などにより脂肪細胞数の増加を伴う肥満になった場合は，減量が非常に困難である。

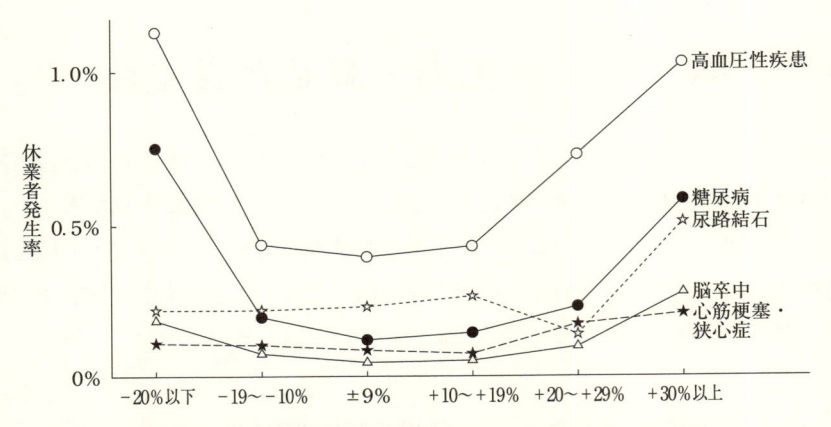

図2−15　肥満度別・主要疾病別休業者発生状況（20〜54歳・死亡例も含まれる）
　　　　　日本肥満学会『肥満・肥満症の指導マニュアル』　1998

1　肥満の分類

1───成因による分類

　肥満を成因によって分類すると，原発性（単純性）肥満と二次性（症候性）肥満に大別される。前者は特別な原因疾患がみられないのに対し，後者は明らかな基礎疾患あるいは特殊疾患に起因するものである。肥満の大部分は原発性肥満で，食習慣，精神的因子，運動不足，神経やホルモンの調節の異常などの諸因子が複雑にからみあって成立する。

2───脂肪組織の形態による分類

　肥満を脂肪組織の形態によって分類すると図2−16に示すように，脂肪細胞が肥大する細胞肥大型肥満と，脂肪細胞の数が増加する細胞増殖型肥満，さらに過度の肥満においてはこれらの合併型肥満がある。通常では，細胞肥大型肥満の発症時期は成人以降であり，細胞増殖型・合併型肥満は幼児あるいは小児の時期に発症する。しかし近年において，成人後でも脂肪細胞数の増加が生じることがわかってきた。

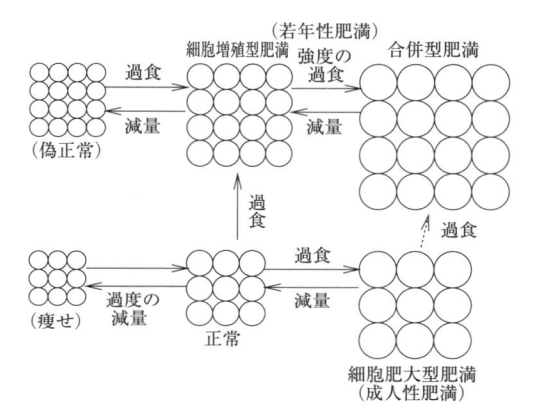

図2−16　肥満・減量と脂肪細胞との関係
鈴木正成『食生活をデザインする』講談社　1984

3───脂肪組織の蓄積状態による分類

◆上半身肥満と下半身肥満

　肥満者の体型をみると，腹部を中心に脂肪が多く蓄積した場合（上半身肥満）と，おしりまわりに脂肪が多い場合（下半身肥満）がある。これらは，ウエストとヒップの比（W／H比）で，W／H比の高い肥満者（男子：1.0以上女子：0.9以上）を上半身肥満，W／H比が低い肥満者を下半身肥満と分けている。前者を「男性型肥満」または「りんご型肥満」，後者を「女性型肥満」または「洋なし型肥満」とよぶこともある。

◆内臓脂肪型肥満と皮下脂肪型肥満

　CTスキャンや超音波測定器により脂肪分布を判定する方法である。この診断で脂肪の沈着部位が明らかとなる。脂肪が内臓に多く蓄積し皮下には少ない内臓脂肪型肥満と，皮下にぶ厚い脂肪が蓄積した皮下脂肪型肥満に分類される。

2 痩　せ

　痩せとは，身体における脂肪組織が異常に減少した状態をいうが，肥満とは異なり，筋肉を主とする活性組織量の減少も伴うので，体重が異常に減少した状態と定義される。肥満が健康上よくないことと同様，痩せ過ぎも問題である。肥満になるほどの体脂肪は不健康を招くが，特に思春期から成人期の女性は，月経・妊娠などにより約17％以上の体脂肪率を必要とするといわれ，ある程度の体脂肪は身体を健康に保つのに不可欠である。時折，テレビなどで見うけるか細い体型の女性にあこがれるような，軽薄で誤った考えで極端なダイエットをすることは，慎むべきである。

3 肥満度の判定法

　肥満であるかどうかを判定するには，その定義により体脂肪の量を測定すればよい。しかしながら，体脂肪の量は簡単に測定できるとは限らない。そこで，標準体重に対する過剰体重の比率を肥満度として判定する方法が一般に行われている。

　標準体重の求め方には，ブローカ法「身長(cm)－100」やその桂変法「(身長(cm)－100)×0.9」，さらに厚生労働省や明治生命から発表されたものなどがある。体格（骨格，筋肉の発達の具合いなど），年齢，性，人種の違いなどを考慮すると，すべての人に統一的に適合する標準体重を設定するのは無理があるといえよう。そこで，日本肥満学会では，「体重(kg)／身長(m)^2」で求められる体格指数（BMI;Body Mass Index）の値が22の人が最も病気にかかりにくいことから（図2－17），「標準体重＝身長(m)^2×22」とする方法を提案している。これらの標準体重に対して実測体重がどの程度であるかによって肥満度を計算する。

$$肥満度 = \left[\frac{実測体重 - 標準体重}{標準体重}\right] \times 100$$

この値を算出した結果，次のように判定される。

なお，中高年の特に女性に関しては，肥満度が5～20％高い人の方がむしろ死亡率は低いことが知られている。

＋20％以上	肥満
＋10％以上～＋20％未満	やや肥満
±10％未満	標準
－10％以下～－20％未満	痩せぎみ
－20％以下	痩せ

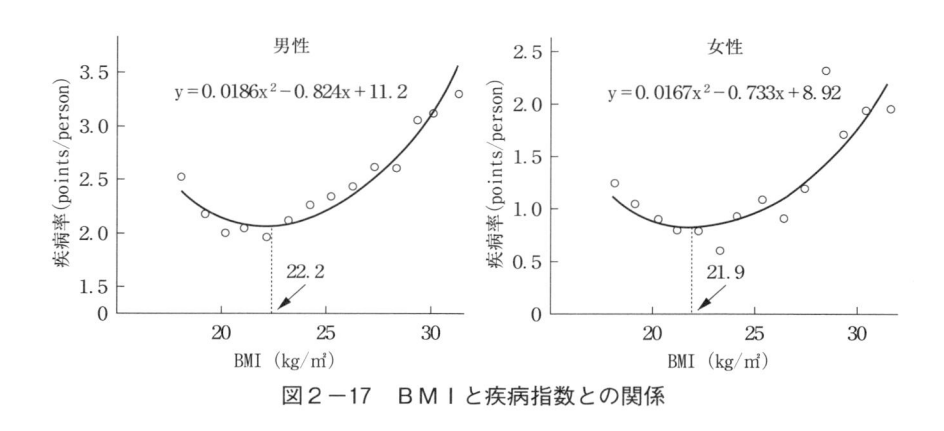

男性: $y = 0.0186x^2 - 0.824x + 11.2$

女性: $y = 0.0167x^2 - 0.733x + 8.92$

図2－17　BMIと疾病指数との関係

④ 肥満者は病気にかかりやすい

　肥満者は全般的に高血圧症（正常体重者の約3.5倍），虚血性心疾患，脳卒中，糖尿病（同：約5倍），腎炎などになる率が高い。また，肥満者はほとんどの病気において死亡率が高い。そのため，特に中高年層は過度な肥満の防止に努めることが大切であるが，特に中年期以降は痩せている人よりもいわゆる「小太り」の人の方が死亡率は低いという結果がある。

5 良い肥満・良くない肥満

　肥満と合併発症する疾患は多種多様で，前述した疾患のみならず，悪性新生物（癌）でさえ，肥満との相関が有意に高いものもあると指摘されている（図2-18）。これらの疾病発症は，すべての肥満型で相関が高いかというと，決してそうではないことがわかっている。血糖値や血清脂肪値が高くなりやすいのは，肥満タイプのうちでも内臓脂肪型肥満である。内臓に蓄積された脂肪は，

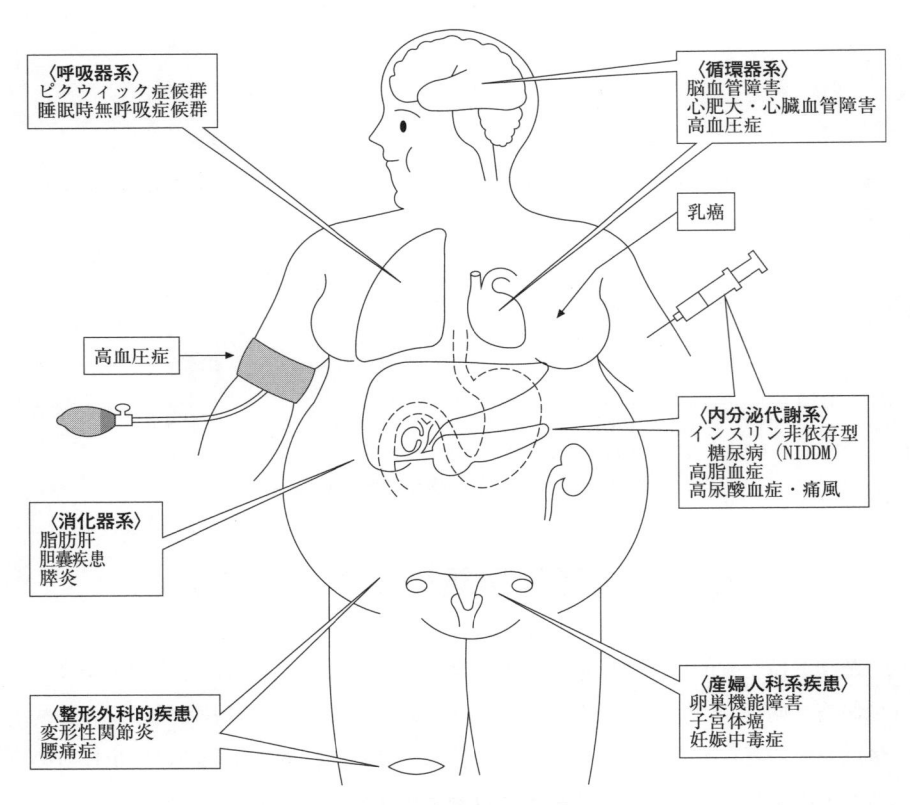

図2-18　肥満に合併しやすい疾病・異常
日本肥満学会『肥満・肥満症の指導マニュアル』1998

貯まりやすく分解されやすいという特徴がある。蓄積・分解を繰り返すことで大量に放出された遊離脂肪酸は門脈から肝臓に移行し，中性脂肪やコレステロールとして再合成され，さらにこれらが血管内に流出することで高脂血症・高血圧・高血糖（死の三重奏）の発症因子となってしまう。また，脂肪組織自体が各種の生理活性物質を分泌するなど，活発な生理作用を有していることが明らかになってきている。一方，皮下に蓄積された脂肪は貯まりにくく分解されにくいという特徴がある。また，たとえ分解されたとしてもその分解物である遊離脂肪酸は筋肉内で消費されるので，健康上害はないといえる。すなわち，肥満をすべて罪悪視するのではなく，体のどの部分に脂肪が蓄積した肥満かを見極めることが必要といえる。疾病発症の危険度からみると，女性に多い下半身肥満，皮下脂肪型の上半身肥満は，あまり「太っている」ことに神経質となることはないといえる（ただし，自らのふくよかな体型が極度のストレスになっていない場合）。

6 肥満と体質

　同じものを同じ量食べていても，太りやすい人と太りにくい人がいる。こうした差は自律神経系と内分泌系の作用の違いにあるとされる。肥満者の多い家系では，遺伝体質のほかに，共通した太りやすい食事パターンがあることも考えられる。

　食餌誘発性熱産生（ＤＩＴ：Diet Induced Thermogenesis）は食後の熱産生を意味し，必ずしも温かい食物を食べたあとでなくとも，食後，体が温まる現象を指す。ＤＩＴに使われ体外に放出される熱量は蛋白質の場合，摂取した分の約30％，炭水化物（糖質）と脂質はそれぞれ約10％であり，かなりの部分を占める。

　肥満者は体質的にＤＩＴが少ない。これは肥満の要因としてかなり重大なものである。すなわち肥満者は，摂取したエネルギーを熱として体外に放散する分をできるだけ抑え，エネルギー節約型の機構を備えた人であるといえよう。

7 肥満者の食行動

1────肥満と行動パターン

　一般に肥満者は摂取量が多く（20%多），摂食回数が少なく（8〜15%少），摂取速度は速い（30%超）傾向がある。すなわち，速いスピードで，一度にたくさんの食物を食べるなどの傾向がある（表2−10）。

　さらに肥満者の行動パターンの特徴には，仲間との付き合い，間食の習慣など，ものを食べる行動を強化し，食べる機会を増やす傾向が多くみられる。これらはいずれも摂食量を増やすばかりでなく，後述するように脂肪合成を高めるような行動といえる。

表2−10　肥満指向型の摂食行動

1. 一人のとき，つい食べすぎてしまう
2. 他人より食べるスピードが速い
3. すすめられると，つい食べてしまう
4. ものを食べているとなんとなく落ち着く
5. 他人が食べていると，つられて食べたくなる
6. くつろいでいるときは，何かしら食べている
7. 時間があると，ついものを食べる
8. 身のまわりに食べ物があると安心する
9. 心配事があると，つい食べてしまう（高度の肥満者）
10. むしゃくしゃすると，つい食べ物に手がいく（高度の肥満者）

伊藤克人「肥満と性格〜食欲のメカニズム〜」『内科』Vol.75(4)　1995

2────肥満と食事

◆食事回数

　回数が少ないと太りやすくなる。一定量を1日4，5回に分けて食べると太りにくい。食事回数が少ないと，襲来するかもしれない飢餓に備えて体は脂肪合成を高める反応を起こすことがその原因と思われる。夕食後から昼食まで長時間絶食すると，その後最初に入ってきた食物に対し，体は吸収効率と脂肪合

成率を高めることによって対応するのである。そのため，痩せる目的で朝食を抜くのは逆効果で，かえって太りやすくなる。[*4] 朝は，たとえ牛乳1本だけでも飲んで，こうした反応を抑えることが肥満防止につながる。

◆よく噛む

よく噛んで食べることは，ＤＩＴを増加させ，血糖値上昇を速くさせる。すなわち，摂食中枢に早めに信号が伝わり，満腹感を早く生じさせることになる。肥満者は，よく噛まない傾向があり，しかも食べる速さが速いので，満腹感が生じる前に大量に食べてしまう例が多いとされている。

◆食べものとＤＩＴ

漢方でいう温食（体を温める作用があるとされている食べ物：ねぎ，羊肉，からし，大根，にら，にんじんなど）はＤＩＴを高める効果がある。湯豆腐やすき焼きなどは温食の集まりであり，体熱産生作用が強い。すなわち，体熱として放散される分が大きいので太りにくい食事[*5]といえる。そのほか，香辛料，茶，コーヒーなどもＤＩＴを増加させる効果がある。肥満者は，残念ながらこうしたＤＩＴ増強効果が出にくい体質を備えている。

◆栄養バランス

炭水化物（糖質），蛋白質，脂肪のバランスがとれた食事（エネルギー比としてそれぞれ57〜65％，12〜13％，20〜30％）は最も食物効率が高い，すなわち最も効率よく成長する（太る）食事として工夫されたものである。したがって，これらは発育・成長期には申し分のないものであるにしても，成人の場合はバランスのとれた食事を過食すると，最も効率よく太ってしまうことに注意しなくてはならない。これに対し，非バランス食は食物効率が悪く，2％蛋白質食（動物実験）の場合，バランス食の5倍食べさせないと同じ成長を示さない。高糖質食は，一般に食物効率が悪く，熱エネルギーとして消費される部分が多い。すなわち，一般常識と異なり，ごはんが多くおかずの少ない食事は，

＊4　相撲力士は，朝食を摂らず，午前中の激しいけいこと大量の昼食，その後の昼寝などであれだけの体を作ることが知られている。

＊5　アイスクリーム，清涼飲料水の類は脂肪，糖分などを多く含んでいる上，ＤＩＴを下げる効果があるので，大量に摂ると体の熱放散を妨げ，肥満を生じやすい。

量が適正範囲にある限り，太りにくい。

◆食事のタイミング

　砂糖の過剰摂取は，肥満，高脂血症，糖尿病などの促進因子であるといわれるが，その摂取タイミングにより栄養効果は違ってくる。例えば，体脂肪の合成は，砂糖や脂肪を休息前に摂取するほうが，身体活動期前に摂取したときより亢進する。つまり，甘いものは夜寝る前などに食べると太りやすい。

引用・参考文献

1） 森基要他編『21世紀の健康学』みらい　1998
2） 大森正英他著『新・健康の科学』中央法規出版　1992
3） 大森正英他編『実践健康学』中央法規出版　1992
4） 種村安子著『食品学総論』東京教学社　2002
5） 長澤治子編著『食べ物と健康』医歯薬出版　2005
6） 池田義雄編『肥満・肥満症の指導マニュアル』医歯薬出版　1998
7） 第一出版編集部編『厚生労働省策定　日本人の食事摂取基準』第一出版　2005
8） 健康・栄養情報研究会編『国民栄養の現状』第一出版　2002
9） 健康・栄養情報研究会編『国民栄養の現状』第一出版　2004
10） 藤沢良知編著『栄養・健康データハンドブック』同文書院　2005
11） 細谷憲政著『三訂　人間栄養学』調理栄養教育公社　2000

第3章 疾病と生活習慣病

第1節──疾病とは

1 疾病発生のしくみ

　健康の定義はWHO健康憲章がよく知られている（第1章第1節参照）。健康とは疾病との対極線上にあるが明確な一線を引くことはできず，絶えず揺れ動き変化し，連続的であればこそその境界線も曖昧になっている。また近年は「心，魂（spiritual）の健康」も加えられ，あらゆる方向や概念から健康が見直されている。

　疾病は急性疾患や感染症を除いて一度かかると治らないものが多く，治っても後遺症や障害を残す場合が多い。身体的，精神的健康が損なわれていても，心理社会的な健康をめざした人生の質，生活の質，生命の質すなわちQOL（Quality of Life）が重視されるようになった。

　疾病の発生には，一定の機序がある。疾病発生のしくみを疫学的に考えてみる。疫学とは人間集団におこる健康現象を保健統計的な手法で表わしてながめ，疾病のおこる要因を探ろうとするものである。疫学では疾病発生の原因を，①作用因子②環境因子③宿主因子の3因子に分けて説明している。

2 感染症と非感染症

　例えば感染症の代表例である結核についてみると，個人に病原体（結核菌）

があったとき，感染経路（咳や痰に混じって飛散した菌を多量に吸い込む飛沫感染）を介して人の体内に侵入し，その人（感受性のある個体）の栄養状態が不良だったり免疫力が低下したり，あるいは多量に結核菌を吸い込むことで発症する。その対策として抗結核剤を投与し，栄養や安静により体力や免疫力を高め，周囲の環境を整え存在する結核菌を死滅，排除させることが必要となる。

　また，青年期の若者にとって重大な疾患である性感染症について考えてみる。エイズは後天性免疫不全症候群といわれ，現在のところ有効な治療薬や手立てがなく，癌などと並んで恐れられている疾患の1つである。エイズ患者やＨＩＶ感染者の精液や膣分泌液，血液中に存在する病原体（ＨＩＶ）が，性行為を通して（感染経路），膣粘膜や傷ついた皮膚から体内に侵入し，個体に症状のない不顕性感染を経ておよそ10年後に発症する感染性疾患である。

　一方，現代の疾病の大部分を占める生活習慣病は非感染症にあたり，病原菌は存在しないが，個体（家族から引き継がれた体質も含めて）と環境要因（生活習慣や嗜好，周囲の環境，自然環境など）との相互作用の中でおこる（第4節参照）。個人の日常生活習慣や家族ごとに似かよう保健行動の良し悪しがその発生に大きく影響する。長年の生活習慣や保健行動に加えて，中高年からおこる身体機能低下や老化現象など複数の要因が絡み合い作用することで，次第に病理的変化をおこし疾患となる。中高年層から発生頻度が高くなるあらゆる癌，高血圧，糖尿病，肝臓病，心臓病，高脂血症などが生活習慣病といわれる代表的な疾患である。この病理的変化は一度かかると元に戻らない「不可逆的変化」であり，内服薬や食事，運動によってコントロールしないと，やがて脳梗塞や脳出血，心筋梗塞，糖尿病性合併症（網膜症，腎症，壊疽など），肝硬変や肝臓癌を引き起こし，身体に永久的な障害を来たす。

　またウィルスによるＡ型・Ｂ型・Ｃ型肝炎は感染症にあげられ，特にＣ型肝炎は肝硬変や肝癌に移行しやすいとされており，さらに胃癌や子宮癌についても細菌やウィルス感染の関与が指摘されている。

　このように，疾病の発生には個体の内外の様々な要因が複雑に関連しているのである。

第3章　疾病と生活習慣病

第2節── 青年期に起こりやすい疾病

1　起こりやすい疾患

　青年期は生物学的に極めて充実・安定しているといわれているが，心理的動揺が激しい年代でもある。青年前期は精神的・社会的に子どもからおとなへと成熟していく過程で，不安定な時期にあり，若さや体力にまかせて不規則な生活を送りがちである。生活時間や食生活の乱れおよび学業や恋愛，その他様々な要因がストレスとなり，健康障害を引き起こす可能性が増大する。

1───不定愁訴
　不定愁訴とは主観的訴えであり，漠然とした身体的な自覚症状を訴えるが，それに見合うだけの器質的疾患の裏づけの認められない場合をいう。このような訴えが長く続く場合には，心身症の項で述べるように身体的側面だけでなく，心理・社会的側面からの配慮が必要である。

2───ストレス症
　ストレス状態が強く長く続いたために，生体の能力が疲れて適応力を失い，適応しえなくなった際の病態と考えることができる。
〈ストレスによって起こる病気〉
　ストレス症には，物理的要因と精神的要因があるが，中でも精神的要因としてのストレスにより発症することが圧倒的に多い。以下にその代表的疾患について述べる。
◆胃・十二指腸潰瘍
　不安や恐怖，心労などの精神的ストレスが加わると，自律神経系の作用が亢進する。そこへ再度強いストレスが急激に加わると，短時間で胃の内壁に潰瘍

を形成し、吐血をみることがある。このような激しい症状を伴わない場合でも、精神的ストレスや肉体的ストレス（熱傷、外傷、手術など）が加わると、胃粘膜を保護している胃粘液の分泌量が低下し、胃粘膜の抵抗力が弱くなり、潰瘍を形成することがある。このようにストレスがこの疾患に及ぼす影響は多大である。主な症状としては、空腹時のみぞおちや腹部の痛み、吐血、下血（しばしばあり）、胸やけ、吐き気、嘔吐、便秘、食欲不振などがある。

◆過敏性腸症候群

腸壁に炎症もなく、器質的にも特別な病気がないにもかかわらず、心理的ストレスによって腸の機能異常が起こる病気である。症状としては便秘、下痢、腹痛（キリキリと痛む）、腹部膨満（腸内にガスがたまって起こる）などがある。

◆心身症

慢性の心理的ストレスが心身の機能障害を引き起こし、さらに症状が進んで身体の組織に病的な変化が生じるなど、心理的な作用が身体症状の形で現れるものを心身症という。心身症は自律神経系が大きなかかわりをもっており、症状は身体に現れていても、その原因は心にあるので、治療にあたっては精神療法の導入が必要である。

3── 肝　炎

肝臓は右肋骨のすぐ下に位置し、人体の中で一番大きな臓器である。肝臓の重要な役割である新陳代謝、解毒、胆汁排泄などの生理的な働きが何らかの要因により障害されると、肝臓病を引き起こす。肝臓がかなりの障害を起こしても現れる症状は比較的軽く、特有の症状がないのが特徴である。肝臓病を引き起こす要因は、肝炎ウイルスやアルコールによるものが多い。

肝炎の主たるタイプを以下にあげる。

◆急性ウイルス性肝炎

主なものにA型・B型・C型と3つのタイプがある。A型肝炎では、ウイルスが飲料水あるいは生の魚貝類などに含まれていて経口的に感染する。

B型肝炎は，血液・体液・汚染した注射針などを刺した場合に感染することが多い。C型肝炎の場合も血液を介して感染し，症状は軽く，無黄疸性であるが慢性化しやすく，肝硬変や肝癌に移行するケースはA型・B型の肝炎に比してかなり高い。症状として1週間位前から全身倦怠感，食欲不振，吐き気などが現れ，引き続き眼球・皮膚などに黄疸が現れる。

◆慢性肝炎

急性肝炎が発症して6か月から1年経過しても肝臓障害の残っているものを慢性肝炎とよぶ。自覚症状が明確でないので，集団検診や献血，人間ドックなどの血液検査の際に初めて発見されることが多い。

◆アルコール性肝炎

アルコール性肝炎は，アルコールによって肝細胞の崩壊変性と炎症性の変化が起こるもので，禁酒のうえ，高蛋白質，高ビタミン食を摂り，適切な治療を行えば比較的急速に治るが，何度も繰り返されると慢性化し，ついには肝硬変に至ることもある。

〈肝炎の予防と治療〉

肝炎の治療の根本は，肝細胞障害の修復である。炎症性変化が起こることにより肝臓内の血流量が低下しているので，安静臥床し，肝臓内に血液が十分に流れるようにすることにより，酸素と栄養素を十分に補給することができる。バランスのとれた食事と，ビタミンやアミノ酸製剤の補給が大切である。また肝硬変への進行を予防するには，肝炎の治療に努め，飲酒する際には適量の酒を，バランスのとれた食べものとともに少量ずつ静かに飲むようにするとよい（第4章第6節参照）。

4───腎　炎

腎臓は，脊柱をはさんで後部上腰部の左右にあり，そら豆状の形をしている。腎臓の機能の中で最も重要なのは，排泄臓器としての働きである。動脈内の血液が腎臓を通過する時，血液中の水分や不用物が取り出され，尿が生成される。

腎炎の代表的なものは糸球体腎炎であり，両側の腎臓の糸球体が障害され，

蛋白尿，血尿，時には浮腫などの腎機能低下の症状を呈する。発症は主として細菌，ウイルス，異種蛋白などが原因となる。

本疾患は，小児及び青年期の男性に多くみられる病気（女性の約2倍）で，扁桃炎，咽頭炎などを経て発病するケースが多い。一般には腎炎症状が1年以上経過してもなお病変が回復しないものを慢性（糸球体）腎炎という。治療としては，安静臥床が最も重要である。さらに塩分制限などの食事療法が中心となる。

5 ── 関節炎（リウマチ）

骨関節の炎症がぶどう球菌，連鎖球菌，結核菌によるもののように，原因菌が明確なもののほか，原因が明らかでないもので関節，骨，筋肉などの運動器官に発生する疼痛性疾患群を慢性関節リウマチという。本疾患は関節を被っている滑膜の炎症性反応によって関節に変化が起こる。局所症状として最初は手などの小関節のこわばりから始まり，次第に大関節に移行していき，発赤，腫れ，疼痛などの炎症症状が起こる。経過は長期化するため治療を継続することが重要である。

6 ── 腰痛症

体幹の支柱の一部である腰椎は，その機能上不安定になりやすく，疼痛を起こす機会が非常に多い。第五腰椎の椎間板には全体重の60％の負荷がかかり，さらに前屈運動ではこれが4～5倍に増強する。一方，20歳後半から椎間板の退行変性が始まり，弾力性が失われていく。椎間板ヘルニアは，中腰姿勢で重い物を運搬することなどが誘因で発症する。一時的には激痛により寝がえりも不能となることがある。安静により短時日で自然に治まることが多いが，再発を繰り返すことがある。症状が悪化するものに対しては，手術療法も行われる。

2 健康とこころ

　エリクソンは青年期の発達課題をアイデンティティー（自我同一性）の確立とし，モラトリアム期間と仮定している。また，自分を見つけるため何かに夢中になったり，挫折したり危険を冒しながら心理的に成長するため，社会人としての義務と責任についての「支払い猶予」期間としている。青年期は，子どもからおとなへと成熟する過程であり，心身の発達のアンバランスによって，情動的に不安定で悩める時代で，疾風怒涛のごとく最も激しく変動する時期である。しかし現代はこのような青年期の危機を体験する機会が少なく，平穏に通過する者が圧倒的に多く，いわゆる成人になりにくい社会といわれている。

　敗戦後，多くの日本人は貧困と飢えから脱出しようと，経済的豊かさを求め一心不乱に生きてきた。また子どもたちは親への負担をさせまいと高学歴，高収入を目標として学歴を重視した社会，受験戦争時代を築いてきた。しかし経済は低成長へと移り，少子高齢社会が一挙に押し寄せ，見通しの効かない社会となり，個人の価値観も多様化した。従来の価値観は揺らぎ，社会変動に翻弄され，自分の希望や夢が描きにくい時代ともなった。

　青年期は身体的に完成された時期であり，生涯のうちで身体的疾患は最も少ない時期といえる。また体力，免疫力及び生殖能力に優れ，精神的には正義感に富み，責任感も強く，感性豊かで行動的である。それだけに健康に対する認識も乏しい時期でもある。しかし一方では心理的に不安定で，実社会においてはストレスを受けやすく，職場や環境の変化，対人関係の悩みから，精神障害や自律神経，情緒障害を起こしやすい時期ともいえる。うつ状態や自殺，非行（行為障害），引きこもり，家庭内暴力など，学校や社会集団に適応できない心理社会的問題も大きくクローズアップされている。

1───うつ状態と自殺

20〜40歳の死因の第1位は自殺であり、第2位は20代では不慮の事故（交通事故を含む）、30代では悪性新生物、第3位は20代では悪性新生物、30代前半では不慮の事故となっている（平成15年人口動態統計）。

青年期にとって自殺は交通事故と同様、重大な健康課題である。しかし本人や家族、周囲の環境の働きかけで防止できる問題でもある。自殺は全年齢では女性より男性に多く、現在では交通事故の約3倍で3万人を超え、中高年者や高齢者の自殺が増加している。青年期では健康問題（精神的問題を含む）や男女関係が要因の多くを占める。社会的努力として現在「命の電話相談」や、学校や職場でのメンタルヘルスサービスやカウンセリングの普及、地域ぐるみの自殺予防運動が始まっている。

平成14年厚生労働大臣の私的諮問機関である「自殺防止対策有識者懇談会」は、自殺志望者や企図者はうつ病やアルコール・薬物依存の精神疾患が強く関与し、うつ病と自殺との相関が強いことを報告している。うつ病は"心の風邪"として誰もがかかる可能性があり、うつ状態が1か月続いたら専門医への積極的な受診が必要である。しかし青年期では発達過程の問題も絡み、家族や友人など周囲の関わりが難しく相談や受診を困難にさせている。身近な人で信頼できる関係を結ぶことが何より肝要である。

2───不慮の事故

不慮の事故は青年期の主要死因の第2位を占める。交通事故はそのうちの3分の1を占め、15〜24歳で78％、25〜34歳では63％であった（平成15年人口動態統計）。未熟な運転とスピードの出し過ぎから多くの悲劇を招いている。しかし、飲酒に対する運転の規制が本人と周囲の環境にも厳しくなり、交通事故が減少した結果から、運転者のモラル、安全に対する教育や施策によって抑制できることを裏付けている。若い命が無残に失われることがないよう、運転に対する注意を喚起し事故防止の教育の徹底が望まれる。

第3節——青年期の性教育と性感染症(STD)

1 青年期の性

1———青年期とは
　青年期は少年期から成人期への過渡期で，生理的，情緒的，知的，社会的発達が著しいおおむね12〜22歳頃までをいう。女性は男性より生理的にはやや早く発達し，性腺の機能が完成するまでの時期をいう。現代の青年は発育促進現象は低年齢化し，精神的・社会的成熟は遅いといった心身の発達現象にアンバランスが生じている。

2———人間の性
　生物のうち最も進化した霊長類の，中でも人間には人間ならではの性がある。人間の性は子孫の保存と個体の存在（人権）を認める面をもつ。人間の性は新しい皮質（大脳新皮質系）が発達した性で，動物の衝動的な性と異なる。また，その発達には，個人のもつ遺伝的要素や生育環境，人間関係，性文化，社会規範によって異なり，性意識や性行動内容が形づくられる（可塑性）。また，性は個人の精神構造（パーソナリティ）と深く結びつき，多様な価値をつくる。人間は，優れた社会をつくり発展させているが，そのためには家庭が揺るぎないものになっている必要があり，その基礎には安定した夫婦生活の持続が欠かせない。人間の社会は，人間特有の性生活のおかげで発展してきたともいえる。

3———成長発育と第2次性徴
　性徴とは生殖器官に示される形態的・機能的な男女の特徴をいい，第1次性徴の成熟は男子で精通現象，女子で初潮にあたる。第2次性徴とは性器以外の身体各部に認められる男らしさ，女らしさの特徴である。男子では変声，発毛，

体形，女子では体形，発毛，乳房変化が生じ，父性，母性の準備が始まる（図3-1）。異性へ働きかける本能の作用が明確になり，異性への関心が強くなる。青年期は身体各部の発育や精神・社会・心理的発達が急激に進むことで，心身のアンバランスが生じ精神不安定を招きやすい。しかし，性の正しい知識を得，学業や職業の習得に伴う知的能力の発達や生活体験の積み重ねにより，情操や人格が発展して，性行動のコントロール能力が高まる。

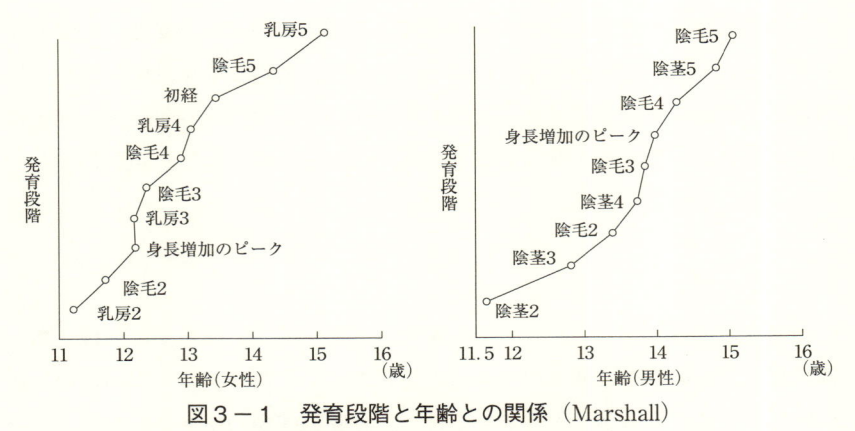

図3-1　発育段階と年齢との関係（Marshall）
Marshall, A.:Growth and sexual maturation in normal puberty, Clinic. Endocr. Metabol. 4:1, 3, 1975

4 ── 男女の性の違い

　男女の性は生理や感情も異なる。男子は男性ホルモン（アンドロゲン）が増加すると，視床下部→辺縁脳に作用して性欲が高まる。精液が内性器に充満すると，視床下部→辺縁脳を介して男性特有の性衝動（放出欲）が高まる。女性の場合は，黄体期や卵胞期による生理的変化（月経周期）が様々な面に及び，感情の変動をきたす。月経前の緊張症や随伴症状（腹痛，いらいら，頭痛，不安など）がそれである（図3-2）。男性の性衝動の高まりによる粗暴な行動や，女性の月経に伴う犯罪などは体内の生理的変化に応じて視床や辺縁系に生じた低次元の精神活動に基づくものである場合が多いが，こうした無意識な精

第3章 疾病と生活習慣病

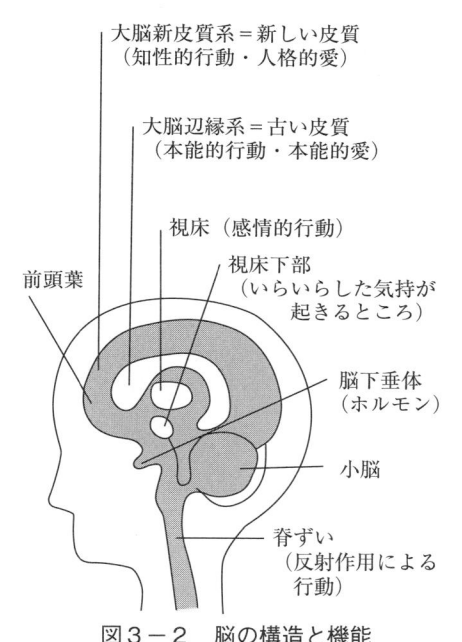

```
大脳新皮質系＝新しい皮質
（知性的行動・人格的愛）

大脳辺縁系＝古い皮質
（本能的行動・本能的愛）

視床（感情的行動）

前頭葉    視床下部
        （いらいらした気持が
          起きるところ）

        脳下垂体
        （ホルモン）

        小脳

        脊ずい
        （反射作用による
          行動）
```

図3－2　脳の構造と機能
徳江政子『初潮ガイド－初潮を迎える娘をもつ母へ』
日本家族計画協会　1984

神活動が行動化しないよう，大脳新皮質による適切なコントロールが必要となる。そのコントロールを支えるのが個人のパーソナリティである。性の生理からくる感情の男女差を，異性への思いやりとして理解することは大切である。

5────望まれない妊娠

　10代の妊娠が年々増加している現実がある。以前女性は結婚年齢も若く結婚や母性の中で自己実現することが期待されたが，今日では完熟した母性，性生活，結婚は互いに結びつかないことが多々ある。例えば結婚しない男女，子どもをつくらない夫婦などである。しかし，いつの時代も性の犠牲は望まれない妊娠として女性側にしいられる。人間は最も性器が発達し優れた性行為をもつといわれている。したがって正しい性知識や避妊の方法を自己実現の段階とし

て認識することが大切である。人工妊娠中絶の母体に及ぼす影響として次のことがある。

〈1　直接的影響〉

子宮頸管の拡張や子宮内容除去による子宮体の損傷，内容遺存による出血，感染による子宮・付属器などの炎症がおこる。

〈2　後遺症〉

不妊，習慣性流産，子宮外妊娠，胎盤癒着，月経異常，出血による貧血，精神的侵襲（心理的な傷手）がおこる。

人工妊娠中絶は，母体保護法では「母体外において胎児が保持できない妊娠23週（第6月末）までに人工的手術操作によって胎児および付属器を母体外に排出することをいう」と定めている。青年期の性の健康を保つには，正しい性知識や避妊法を習得して相互の思いやりと心情を理解し，行動規範として身につけたいものである。

6———避　妊

男女が互いの人間的価値を高め合うために性関係を結ぶときは，常に避妊の問題を念頭におくべきである。避妊の目的は，①子どもができることによる負担を避ける②性的体験の自由③女性の自立感の確保④男性との人間的信頼関係を得るためなどである。不幸な妊娠を避けるためにも避妊法を習得し，人間の命を自らの手で失墜させることのないよう基礎的知識をもつべきである。

荻野による避妊方法について以下に列挙するが，詳細は専門書を熟読されたい。

①精子が膣内に入るのを防止する方法：膣外射精，コンドーム法

②精子を膣内で殺す方法：避妊薬による

③膣内の精子を洗い流す方法：洗浄法

④子宮口をふさぎ，精子が子宮内に進行するのを防ぐ方法（ペッサリー法）

⑤受胎期をさける方法：オギノ式，基礎体温表

⑥排卵を抑制する方法：経口避妊薬（ピル）

⑦子宮内に器具を継続的に挿入し妊娠を防止する方法

　これらの中で経口避妊薬（ピル）の使用が増加しているが，副作用が皆無ではないこと，及び性感染症の予防にはつながらないなどの問題点がある。

② 性と健康障害

1───性情報の氾濫と風俗の乱れ

　若者が性情報源を何処から得ているかという調査では，男子学生は雑誌や週刊誌，ビデオやテレビが主流を占め，さらにインターネットや友人・先輩・後輩から得ている者が多かった。女子学生では同様な傾向にあるものの母親から得ているものが際立って多かった。また，おとな社会の性産業として，ブルーフィルム，出会い系サイト，援助交際，さらにはエキセントリックな週刊誌やアダルトビデオなど，巷に情報が満ちあふれ性行動への興味関心が嫌が上にも高まる。身体的な発育が著しい青少年にとって，性に関する十分な知識がないまま興味だけが掻き立てられ，危ない性行為に走ることが問題になっている。

　現代の若者は豊かな食生活により身体面の発育が優れているが，身体に比べ生活体験やスポーツ・野外活動が不足し，人との交流から生まれる精神面の成長が育っておらず，ついていかない。しかし充実した性ホルモン作用は奔放に近い力を発揮し，若い性を抑止しきれず興味本位，その場かぎりの快楽を求める性衝動に駆られて，乱暴な性行為に走る。また女性では，処女性は「守られるもの」から「お荷物」として性交へのハードルが極端に低くなっているともいわれる。いつも相手を思いやり気持を察しつつ内面を育てるデート文化の確立や，性衝動をコントロールする術を身に付ける必要がある。

2───変化する結婚観

　日本人の結婚年齢の平均は，男性平均29.0歳，女性27.2歳（平成13年人口動態統計）で，分布を見ると図3－3に示したが年を追うごとに分布の山は高年齢に移動している。未婚期間が長いため，未婚でありながら性関係をもつ者も

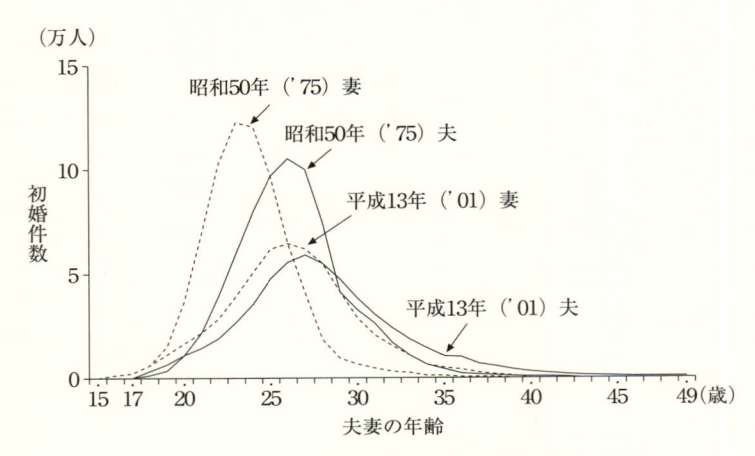

図3−3　夫初婚・妻初婚の年齢別分布
厚生労働省「人口動態統計」

増えている。また望まれない妊娠（若年妊娠や未婚妊娠）によって，人工妊娠中絶が増加し続けている。「できちゃった婚」として，結婚して家庭を築くといった将来計画がないまま，社会人として成長する間もなく，突然親となる若年妊娠・結婚も増えている。従来からの結納や婚約，結婚といった形式をとることは一定の身体的，心理的準備を整える意味でも意義がある。

　市町村や区役所で妊娠届を受理した妊婦のうち，児童虐待ハイリスク妊婦として指導の対象となっている者の40％に，望まない妊娠があった。遊びたい盛りの精神的に未熟な若者が子どもを産むと，子育ては苦痛となり「こんなはずじゃなかった」として母性や父性が育ちにくく，中には虐待や育児放棄につながるおそれもある。家族や周囲のおとな，子育て仲間のサークルによる地域的な支援が必要となる。

3───性教育の立ち遅れ

　男女大学生162名の調査によると，過去に受けた性教育は「生命の尊さ」「受精・妊娠・出産」「男女の性の違い」「第2次性徴」「初経と精通」「避妊・中

絶」などで，役立ったと感じているのは「産む性」である女性に多かった。これから受けたい性教育として，男性では「性感染症」「避妊・中絶」「異性の心理」であり，女性では「妊娠・出産」「避妊・中絶」及び「性感染症」とそれぞれの性の違いによる身近な課題をあげている。また過去に誰から性教育を受けたかを聞くと，男性では担任や保健体育の教師が多く，女性では担任や養護教諭，母親が多かった。今後相談相手として希望する相手は，男女とも医療専門職としての医師，助産師，保健師をあげていた。学校の教育者と医療関係者両者の専門性を生かし，連携による性教育の充実に向け，思春期保健をすすめる必要がある。青年期にある学生の性に関する情報源は，前述のように「雑誌や本」「テレビやビデオ」「友人」が多く，マスコミからの影響を大きく受けている。性教育が充分でなく，知識不足なままに性交を繰り返すため，望まない妊娠や性感染症にかかる危険性が大きいといえる。中学・高校教育に続いて性感染症予防や避妊・男女の性と心理など，正しい性役割の取得ができるように，生理学や心理学，予防医学的視野からさらなる教育が必要である。

4 ── 実状に沿った性教育

　東京都性教育協会が3年ごとに行っている調査では，高3男女において性交体験がある者は2002年では40％前後に達している。また地方県の高校2年生では男子25％，女子32％に性交体験があり，女子の性行動が男子を上回るのが最近の特徴といわれる。さらに半数以上が2人以上の相手で，真近な性交時においてコンドーム使用率は平均54％，しかもパートナーが多いほど使用率が低い傾向であったと報告している。この傾向からもいえるように我が国の性行動は低年齢化し，年齢的にも望まれない妊娠や複数相手の性行動による性感染症を拡大させる「危険な性行為」が一般化しているのが現状である。ちなみにアメリカの高校生では，性交経験率やコンドーム使用が改善に向かいつつあり，性行為感染症や人工妊娠中絶の増加は日米逆転化のおそれがある。図3－4に示す10代の人工妊娠中絶率の上昇や女性の性器クラミジア感染者の増加とコンドーム出荷量（使用量）の減少との対比は，青年期の性の健康がいかに危うい

かを警告している。我が国の青年期の若者は，性行動がリスク化しており，望まない妊娠をはじめエイズ患者やＨＩＶ感染者，その予備的現象となる性行為感染症（特にクラミジア）が漸増しつつあり，近年にエイズ感染の爆発現象が起こるであろうと予測されている。したがって学校教育の中で，性教育を真面目に受けて正しい性知識をもたないと，落ちこぼれ"死にいたる感染"を受けることになる。また，おとなが仕掛けたブルセラや援助交際，出会い系サイトなどの被害についても実際をよく知り，性によって損なわれる青年期の心身の痛手を避けていかなければならない。青年期にこそ人格形成やアイデンティティーの確立のうえにも，個人の尊厳に基づく性教育が行われなければならない。現在，ライフスキル教育やピュアエディケーションなど，若者の心理状態を理解し，現実の諸問題に立ち向かえる能力を育てる教育的接近が注目されている。

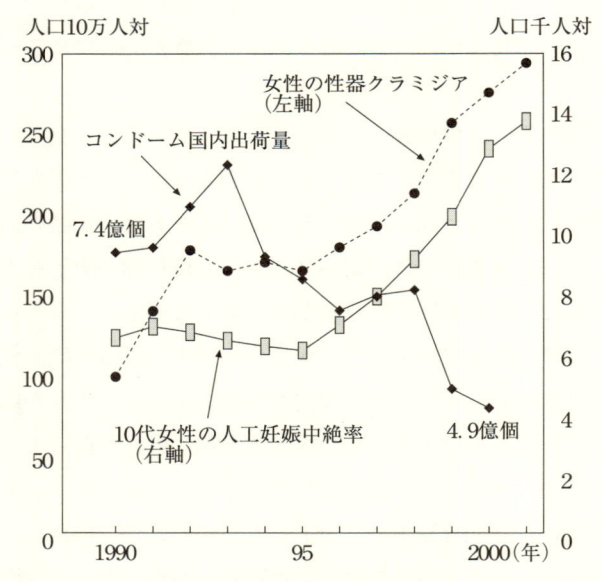

図３－４　わが国における人工妊娠中絶率，クラミジア，コンドーム出荷量の年次推移

小林隆一他「わが国のエイズ対策の省察と今後の展望」公衆衛生Vol67(12)　2003

③ 性感染症（STD）

　STD（Sexually Transmitted Diseases）は性関連疾患として，代表的なものにHIV感染があり，エイズの不顕性感染として注目されている。他のSTDは，性器クラミジア（41,627件），性器ヘルペス（9,737件），尖圭コンジローム（6,210件），淋病（20,530件）と梅毒（506件）があり，感染症に規定されている。なお，（　）内は平成15年1月～12月の感染の累積数である。
　厚生労働省エイズ動向調査報告によると，保健所でHIV検査を受けるのは圧倒的に男性が多いが，若者に限れば圧倒的に女性感染者が多い。女性は受ける性であり，感染予防は相手との合意によってコンドームを使用しない限り，感染を避けるのは難しい。このほかにも，びらん（糜爛）を誘発するものにヒト・パピローマウィルス（HPV感染）があり，複数相手の性交や子どもが多い人に子宮頸部癌が多いことの根拠となっている。近年20代からの子宮頸部癌が増加しており，癌検診の受診年齢が20歳代に引き下げられたことからも，定期的受診が必要である。

1───性器クラミジア感染症

　性器クラミジア感染症は，男性では非淋菌性尿道炎，副睾丸炎を起こし，女性では頸管炎，卵管炎，付属器炎などのほか子宮外妊娠，不妊の原因となる。また流早産や異常分娩とも関係が深い。女性がクラミジアに感染すると子宮頸部にびらんができ，血管が露出するため出血傾向となる。したがってHIVにも感染しやすくなる。性感染症の中で最も罹患頻度が高く，HIV感染を容易にすることからも注意が必要である。

2───HIV感染とエイズ（後天性免疫不全症候群）

　エイズはヒト免疫不全ウィルス（HIV）の感染によって引き起こされる免疫不全状態を示す疾患である。HIVに感染するとはじめは感冒様症状を呈す

ることもあるが，ほとんど症状もなく経過し，大部分は感染後6〜8週間でＨＩＶ抗体は陽性になる。そして無症候性キャリアで10年程経過した後，発熱，盗汗，リンパ腺の腫脹，下痢，体重減少などが起こってくる。この状態はエイズ関連症候群といい，寛解（治癒はしていないが状態が落ち着いている）を繰り返し，ついには免疫不全状態に進み，カリニ肺炎，重症のカンジダ症，難治性のヘルペス症，カポジ肉腫などを発症するとエイズと診断される。ＨＩＶ感染は血液，精液，膣分泌液などを介して起こるため，主な感染経路は性行為，血液製剤による治療，母親の胎盤を通した母子感染である。当初血液製剤からの感染は多かったが検査体制が整備され，出産時の厳重な手当てにより母子感染も減少し，現在の感染は大部分が性行為によることから，性感染症予防対策が中心となる。

３——ＨＩＶ感染者およびエイズ患者の動向

　平成16年のエイズ発生動向によれば，ＨＩＶ感染者とエイズ患者は合計1,165件で，動向調査開始後初めて1,000件を超え過去最高となった（図3－5）。またＨＩＶ感染者の感染経路では同性間性的接触が60％，異性間性的接

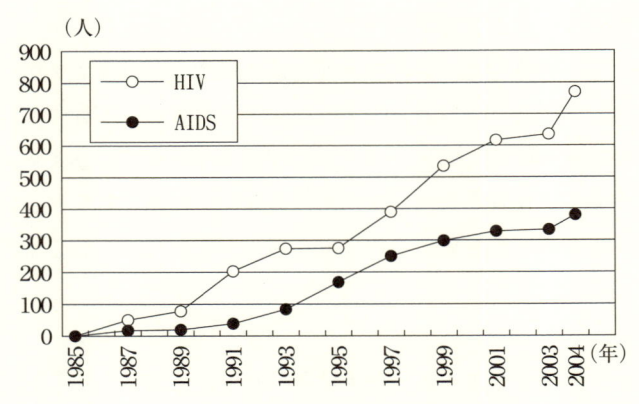

図3－5　ＨＩＶ感染者およびＡＩＤＳ患者報告数の年次推移
『週刊保健衛生ニュース』第1307号　2005

触が25.6％を占めた（図3−6）。特に日本国籍の男性では同性間性的接触が前年340件から449件，異性間性的接触においても108件から122件とそれぞれに著しい増加となった。また性的接触による668件のうち男性は610件，女性は58件で，男性の性行為による感染が9割を占めており，「男性同性間性的接触を含めて若年層のＨＩＶ感染に対して積極的な予防施策が必要である」と厚生労働省エイズ動向委員会はコメントしている。また報告された感染地域（どこで感染したか）では，国内感染がＨＩＶ感染で82.4％，エイズでは69.6％であった。

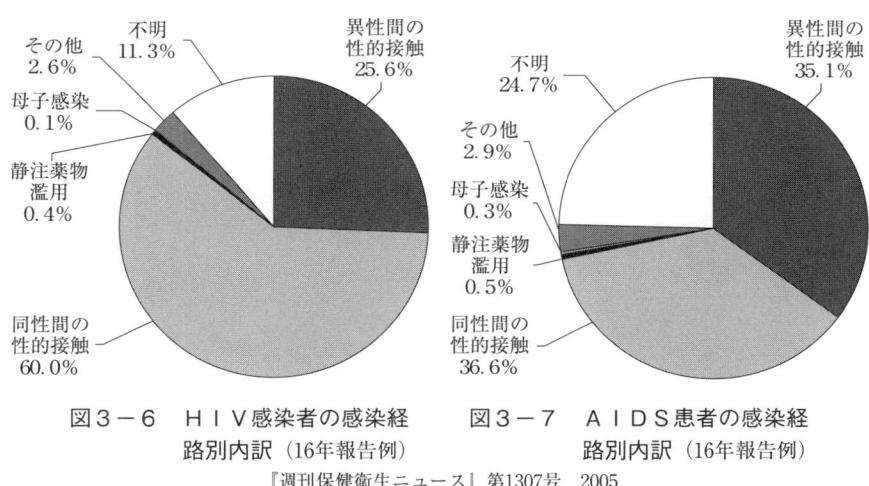

図3−6　ＨＩＶ感染者の感染経路別内訳（16年報告例）
図3−7　ＡＩＤＳ患者の感染経路別内訳（16年報告例）

『週刊保健衛生ニュース』第1307号　2005

4───ＨＩＶ・エイズ感染に対する予防対策

性行為によるＨＩＶ感染やエイズ感染の予防には次のことが挙げられる。

▷不特定多数の性行為，危険な性行為はしない（肛門性交や口腔性交，月経時の性交など）
▷コンドームを正しく用いる
▷淋病や性器クラミジア，性器ヘルペス，尖圭コンジロームは予防する。もし罹患したら必ず治療する（これらの感染はＨＩＶ感染をしやすくする）
▷性交後に局部の自覚症状（かゆみ，痛み，出血，おりもの，膿などの異常）

があれば婦人科や泌尿器科の診察を受ける
▷エイズ検査（血液検査によるＨＩＶ抗体検査）は，居住地や最寄りの保健所で匿名，無料で行っているため，積極的に検査を受ける

　お互いに相手を尊重し責任が持てる男女であれば，勇気をもって行動すべきである。人を傷つけることは自分自身にも重大な危害を被り痛手を受けることになる。

第4節──生活習慣病と予防

1 生活習慣病概説

　生活習慣病は，日頃の生活習慣が疾病の発生に密接に関係することに注目し，1997年厚生省公衆衛生審議会の「今後の生活習慣病対策について」で用いられたのがきっかけで，従来の成人病から生活習慣病へ改称された。両者とも呼び名は正式な医学的病名ではなく行政用語である。成人期に発生する成人病では，疾病の早期発見・早期治療（2次予防）が重視されてきたが，生活習慣病は疾患の原因が日常生活習慣に深く関わるとの考え方に基づき，1次予防（健康の維持増進，疾病の発生防止）を強調し，生活習慣の基礎を形成する小児期や思春期から生涯にわたって，基本的にあるべき生活習慣の確立を目指す積極的な意味を持たせている。青年期の生活習慣は不規則で乱れやすいが，成人期からの生活習慣病の発生防止として重大な意味がある。

　我が国の三大死亡原因は悪性新生物，心臓病，脳血管疾患で，いずれも生活習慣病であり全体の6割以上を占める。これらは成人期の40～60歳に多く発生し，今まで培われた生活習慣に起因することが示されている。

　図3-8に主要死因別の年齢調整死亡率（年齢構成の違い等の影響を調整した指標）を示した。男性・女性とも長年脳血管疾患（脳卒中）が首位を占めていたが，昭和55～60年頃から順位が入れ替わり，悪性新生物が首位となった。

第3章　疾病と生活習慣病

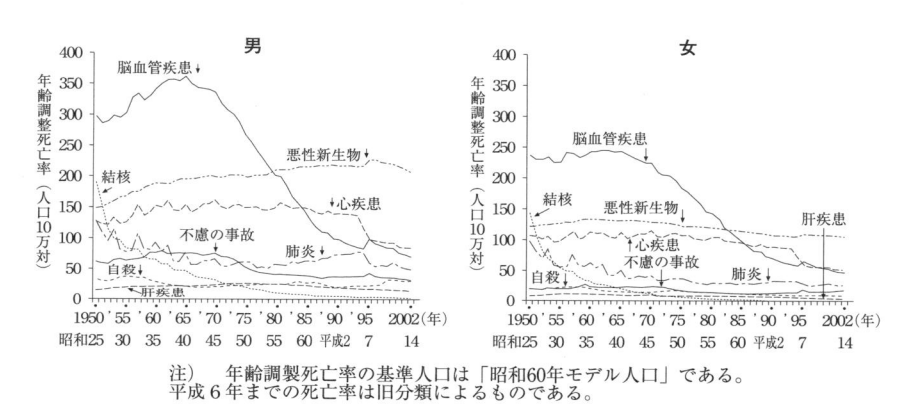

図3－8　性・主要死因別にみた年齢調整死亡率（人口10万対）の推移
厚生労働省『人口動態統計』

注）年齢調整死亡率の基準人口は「昭和60年モデル人口」である。
　　平成6年までの死亡率は旧分類によるものである。

1──悪性新生物（癌）

　細胞が生体の何らかのコントロールを受けなくなると、無秩序に勝手に増殖をして、ついには正常組織の中に異常な細胞の塊（腫瘍）を形成するようになる。このような細胞を腫瘍細胞とよび、このような疾患を腫瘍あるいは腫瘍性疾患とよんでいる。

　一般に癌という言葉は悪性新生物全体に使われることが多いが、組織学的には上皮性細胞から発生したものを癌または癌腫、非上皮性細胞から発生したものを肉腫とよんでいる。肉腫にはその発生母体により、悪性リンパ腫、線維肉腫、骨肉腫、白血病などがある。

　現在最も多い部位別癌は、男性では肺・胃・肝・結腸癌の順で、肺及び肝は漸増している。女性では胃・肺・結腸・肝癌の順で、男性同様肺及び肝・結腸癌が増加している（厚生統計協会『国民衛生の動向』2004）。

2──心疾患（虚血性心疾患）

〈1　狭心症〉

　心臓に血液を送り、酸素と栄養を供給しているのが3本の冠動脈である。こ

の冠動脈の狭窄のため心筋への血液の供給が一時的に不足し，心筋が酸欠状態となり，胸痛発作を起こす病気が狭心症である。

これは多く冠動脈硬化による器質的狭窄や冠動脈の攣縮(れんしゅく)によるものである。

〈2　心筋梗塞〉

冠動脈が完全に閉塞し，その血管の支配する領域の心筋が壊死状態になるのが心筋梗塞である。冠動脈の狭窄部にできた血栓が原因とされ，心不全，心破裂などの合併症を併発して，死亡率も高く発症から死に至るまでの時間も短い。

男性は女性に比べ社会生活上のストレスを受けることが多く，喫煙，飲酒，高血圧などにより動脈硬化のリスクが早くからあり心筋梗塞が発症する。女性は更年期を過ぎると女性ホルモンの分泌低下により，動脈硬化を促進するため心筋梗塞の発症が多くなる。

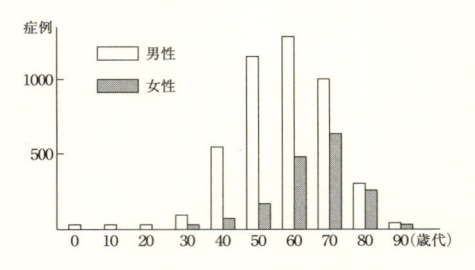

図3－9　急性心筋梗塞の年齢分布
『きょうの健康』日本放送出版協会　1992

3———脳卒中

脳卒中の語源は「卒然と中(あた)る」からきており，突然頭がわれるような激しい頭痛や，物が二重に見える，意識が低下するなどの脳神経症状を呈して倒れる病気である。介護が必要となった原因の27.7％を占め，片麻痺や言語障害などの後遺症を残し，著しくQOLを低下させるものである。

脳卒中は，頭蓋骨の中で血管が破れて起こる頭蓋内出血と，血管がつまって起こる脳梗塞の2種類がある。出血については，脳出血とくも膜下出血に分けられ，また梗塞についても脳血栓と脳塞栓に分けられる。最近の脳卒中死亡率の内訳は図3－10に示すように，昭和50年以降，高血圧による脳出血は減少して脳梗塞が主位を占め，増加している。これは高血圧の治療薬や，減塩などの食習慣の改善により高血圧症がコントロールされるようになったためである。

第3章　疾病と生活習慣病

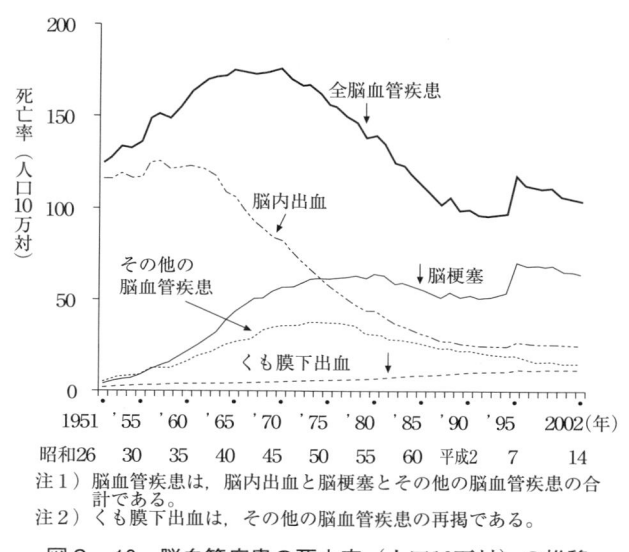

図3－10　脳血管疾患の死亡率（人口10万対）の推移
厚生労働省『人口動態統計』

注1）脳血管疾患は，脳内出血と脳梗塞とその他の脳血管疾患の合計である。
注2）くも膜下出血は，その他の脳血管疾患の再掲である。

4────高血圧疾患

高血圧には血圧上昇の原因のわからない本態性高血圧（一次性高血圧，原発性高血圧）と，臓器に何らかの障害があるために2次性に高血圧が出現してくる2次性高血圧がある。

WHOでは，時を変えて少なくとも2回以上測定したうえで血圧が160／95mmHg以上であるものを高血圧としている。いずれにせよ高血圧が続くと，心臓の肥大，脳出血，腎機能障害など，各種の高血圧合併症が出現してくる（図3－11，3－12）。

図3－13は性別・年齢別の高血圧者の割合を平成2年と平成12年で比較している。高血圧を放置せず治療やコントロールを積極的に行っているため，ほとんどの年代で減少している。

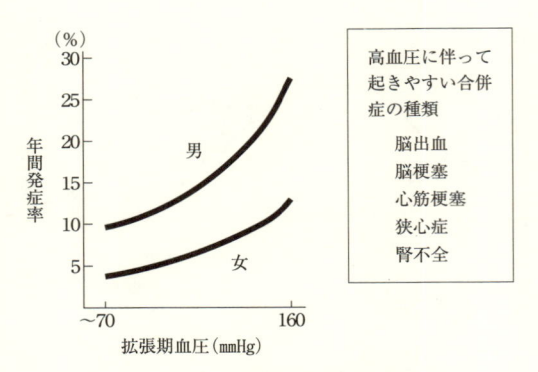

図3−11　血圧と合併症の発生率
『きょうの健康』日本放送出版協会　1992

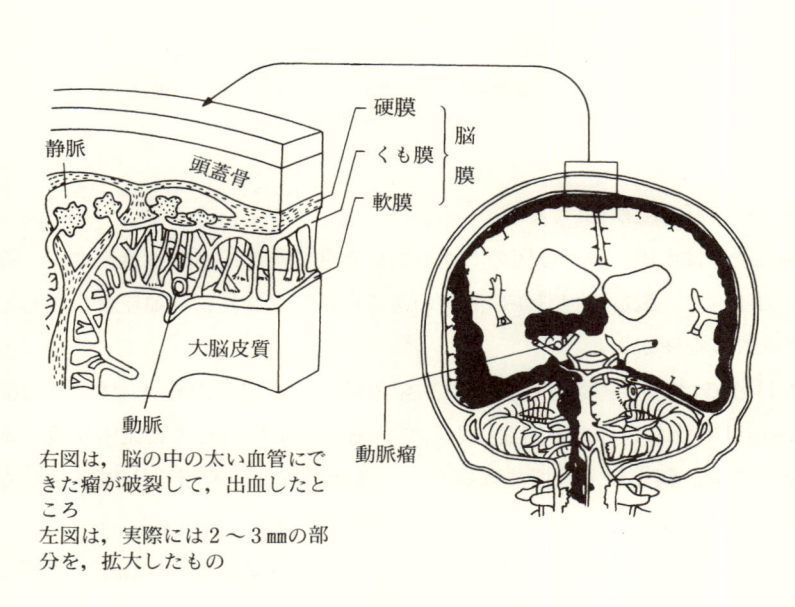

右図は，脳の中の太い血管にできた瘤が破裂して，出血したところ
左図は，実際には2〜3mmの部分を，拡大したもの

図3−12　脳出血
『きょうの健康』日本放送出版協会　1991

第3章　疾病と生活習慣病

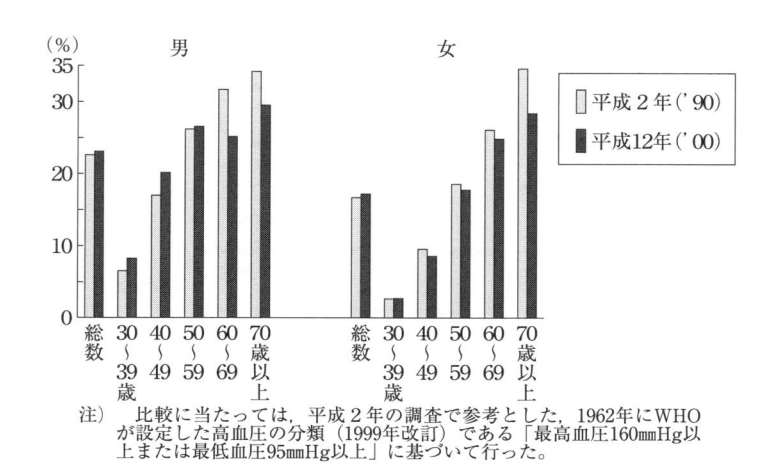

注）比較に当たっては，平成2年の調査で参考とした，1962年にWHOが設定した高血圧の分類（1999年改訂）である「最高血圧160mmHg以上または最低血圧95mmHg以上」に基づいて行った。

図3-13　最高血圧160mmHg以上または
最低血圧95mmHg以上の者の割合
厚生労働省『第5次循環器疾患基礎調査』

5────糖尿病

　糖尿病は，血液中の糖質（ぶどう糖）を下げる作用のある肝臓β細胞においてインスリンが十分につくられないか，またはつくられても有効に作用できないために，体の細胞において糖質だけでなく蛋白質や脂肪の代謝が障害されるようになる。その結果慢性の高血糖状態になり，糖尿病性網膜症・糖尿病性腎性・糖尿病性神経障害などの全身的な合併症に罹患するようになる。
　糖尿病は，Ⅰ型糖尿病（小児糖尿病）とⅡ型糖尿病（成人型糖尿病）があり，原因は全く異なるがそのおこる病像は同一であり，後者は全体の95％を占める。
　Ⅱ型糖尿病は運動不足，摂取カロリーの過剰（食べすぎ）などが原因である。

6────動脈硬化

　動脈硬化は動脈壁の肥厚・硬化・機能低下をきたす動脈病変の総称である。大中小血管の動脈硬化が心・循環系疾患の引き金となる（図3-14）。

正常
血管

コレステロールが沈着しはじめている

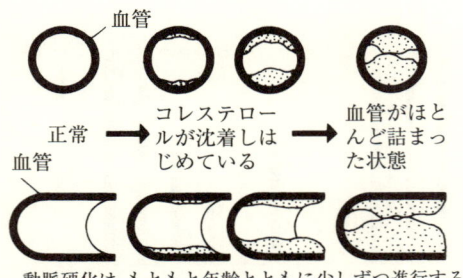

血管がほとんど詰まった状態

動脈硬化は，もともと年齢とともに少しずつ進行するが，血液中のコレステロール値が正常よりも高かったり，高血圧であったりすると，その進行度が病的になる。病的とは，血管の壁の厚さが均等でなく，凸凹した状態をいう。

図3－14　動脈硬化の進行度
『きょうの健康』日本放送出版協会　1992

② 生活習慣病の予防

　生活習慣病の共通危険因子は，①肥満②喫煙③塩分・脂肪の摂り過ぎ④運動・歩行量の不足などがあげられる。またメタボリック症候群として"高血糖・高脂血症・内臓脂肪蓄積・高血圧"が危険な状態として，生活習慣の改善を喚起している。

　このように生活習慣病は，加齢現象とともに日常の生活習慣や低活動度が発症の引き金となっていることが多いので，「習慣病」や「運動不足病」とよばれている。糖尿病が誤った食習慣から起こったり，高血圧や心臓病が運動不足によって促進されることはその典型例である。

　したがって，生活習慣病は突然発症するものではないことをよく理解して，その年代に獲得した健康的なライフスタイルの積み重ねが，生涯の健康生活を具現するということをよく理解することが重要となる。

　そのためには，それぞれの年代ごとに健康的なライフスタイルを確立することが，生活習慣病予防はもとより加齢を健全に乗り切る，つまり長寿の秘訣ともなろう。

第3章　疾病と生活習慣病

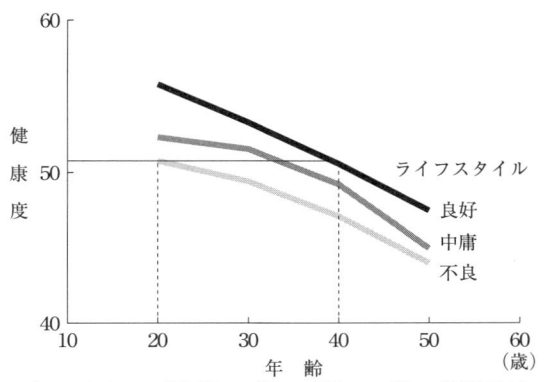

ライフスタイルの「良好」のグループは、いずれの年齢層においても健康度が高い。驚くべきことに、ライフスタイルが「不良」グループの20歳における健康度は、「良好」のグループの40歳における健康度しかない

図3-15　健康度グラフ
『きょうの健康』日本放送出版協会　1989

表3-1　ライフステージにおける健康生活習慣

ステージ	健康生活の目標	生じやすい病気	健康づくりのポイント
乳幼児期	基本的な健康づくりを身につけること	はしか、猩紅熱、風疹、水痘、肺炎、伝染性紅斑	感染症が多いので、予防接種を受けるとともに、戸外遊びや薄着の習慣を身につける
学童期	十分な基礎体力と集団生活の中で適応する能力を身につけること	ぜんそく、脊柱側湾、自律神経失調症、咽頭結膜熱(プール熱)、肥満、仮性近視	バランスのよい栄養をとり、十分な運動を行い、体力づくりをする。仲間との遊びを通して集団生活を営む
思春期	性に関する正しい知識と成人へのステップを確実にすること	高血圧症、近視、胃潰瘍、機能障害、肥満症、ノイローゼ	ストレスによる病気、精神障害や運動不足による肥満、高血圧などに対処する
青年期	体力的には絶頂期でストレスに対処する能力を身につける。人生の転換期である	消化器の病気、肝臓障害、うつ病、胃腸病、高血圧	様々な不安をのりこえる精神力を養うとともに体力づくりを行う

87

ステージ	健康生活の目標	生じやすい病気	健康づくりのポイント
中年期	これまでの生活習慣が反映される時期で，現場と家庭の独自のスタイルを身につけること	脳卒中，肝炎，糖尿病，痛風，高血圧，心臓病，癌	日常の健康管理に気を配り定期検診を受ける。体力低下を少なくするような体力づくりを行う
高齢期	心の老化を防止し，適切な運動とバランスのとれた食生活を行うこと	脳卒中，狭心症，神経痛，腰痛，リウマチ，白内障，心筋梗塞	適切な運動をつづけ，老化防止をするとともに，必要な栄養をとり，病的老化を防ぐ。定期検診を受ける

『健康の知識大百科』講談社　1982

引用・参考文献

1) 大森正英他著『新・健康の科学』中央法規出版　1991
2) 厚生統計協会『国民衛生の動向』2003, 2004
3) 大森正英他編『スポーツ健康学』エディケーション　1993
4) 大森正英他編『実践健康学』中央法規出版　1992
5) 森基要他編『21世紀の健康学』みらい　1996
6) 今田寛睦他「うつ対策と疫学的研究」『公衆衛生』69巻5号　2005
7) 小松隆一他「わが国のエイズ対策の省察と今後の展望」『公衆衛生』67巻12号　2003
8) 赤枝恒雄「青少年へのエイズ教育」『公衆衛生』67番12号　2003
9) 『週間保健衛生ニュース』第1307号，1310号　2005
10) 小島操子他編　系統看護学講座『成人看護学1』医学書院　1998
11) 伊藤舞他「大学生男女の性教育に対するニーズ　－期待される性教育とは－」Midwifery Research 岐阜医療技術短期大学専攻科助産学専攻　2004

第4章 アルコールと健康

第1節──アルコール飲料の歴史

　古くから人間と密接な関係を持ち続けている酒の主成分はエチルアルコールである。このエチルアルコールは，無数にある有機化合物の中でアルコール類と分類されるものの1つであり，飲料として用いられる唯一のアルコールである。

　人類最古の文明の地エジプト，メソポタミア，中国においては，すでに酒を造ることを知っていたことが明らかにされている。

　日本における蒸留酒の起源は定かではないが，米あるいは雑穀から造られる焼酎は，おおよそ1500年頃に南九州一帯で飲まれていたという。発酵技術も他の民族に類を見ないほど巧みに活用され，麹菌(こうじ)による醸造の技術により，日本酒（清酒）を造りだしている。また味噌や醤油なども同様である。

第2節──アルコール類とアルコール飲料

　アルコールには一価アルコール（水酸基1個を有する），と二価アルコール（水酸基2個），と三価アルコール（水酸基3個）とがある。

　一価アルコールには，メチルアルコール（CH_3OH），エチルアルコール（C_2H_5OH），プロピルアルコール（C_3H_7OH），ブチルアルコール（C_4H_9OH），アミルアルコール（$C_5H_{11}OH$）があり，二価アルコールにはエチレングリコール，三価アルコールにはグリセリンがある。これらは広義のアルコールであるが，

一般にアルコールというのはエチルアルコールのことであり，別名エタノールともいう。
　酒とはアルコールを含んでいる飲料のことであり，酒類の定義はアルコール分が1度以上の飲料をいう（国税庁）。酒のアルコールは「度」で表す。度とは容量の百分率のことで，摂氏15℃で酒100mlに含まれているアルコール量である。
　酒類は清酒，合成酒，焼酎，みりん，ビール，果実酒，ウイスキー類，スピリッツ類，リキュール類，雑酒・発泡酒の10類に分類されている。

第3節——日本人の飲酒状況

　国税庁の統計によると，2002年度のアルコール飲料の消費は約947万klで，ビールがそのうち413.5万klで第1位，発泡酒が247万kl，清酒が88.9万kl，焼酎が83万klという。
　我が国のアルコール消費量は，戦後の経済成長による国民所得の増加，生活様式の変化などにより，急激な増加傾向を示した。1990年頃までは清酒の消費量が最も多かったが，その後はビールが第1位を占め，平成に入って発泡酒が急激に伸び第2位を保っている。近年の傾向として，マスメディアを媒体としたワインブーム，発泡酒ブーム，焼酎ブームなどが起こり，それら酒類の消費量は増加している。
　平成13年国民生活基礎調査によると，普段お酒を飲んでいる人は男性が54.6%，女性が24.0%で，飲んでいる人のうち，男では4割，女で2割が1日平均2合以上（日本酒換算）の飲酒量であるという。

第4節──アルコールの吸収と代謝

1 アルコールの吸収と代謝

1────アルコールの吸収

口から体内に入ったアルコールは，食道を通って胃に入り，ここで約20％が吸収され，残りの約80％は腸で吸収される。さらに吸収されたアルコールは血液の中に入り，全身の組織に運ばれ，肝臓で分解される。

図4－1は飲酒後の血中アセトアルデヒド濃度を測定した例である。図中の欠損型（ALDH1型しか持たない人，2型欠損型）と，正常型（ALDH1型，2型の両方を持っている人）については後述するが，1合の日本酒を飲んだ場合，欠損型では30分～1時間の間に血中アセトアルデヒド濃度はピークに達し，3時間以上にわたって顔面紅潮の生じる濃度を超えていた。これに対し正常型では血中アセトアルデヒド濃度は2μMに過ぎず，顔面紅潮は起こらない。

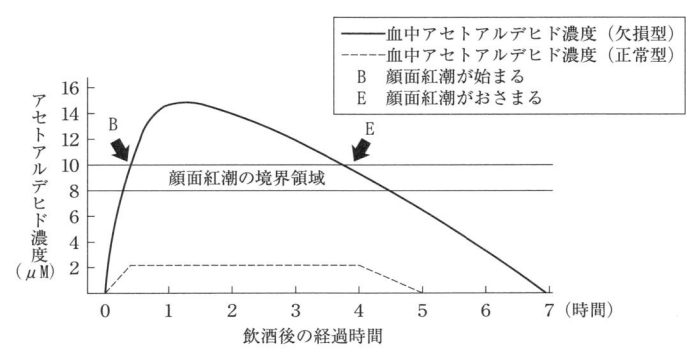

図4－1　飲酒後の血中アセトアルデヒド濃度と顔面紅潮との関係[1]
（1合の日本酒を飲んだ場合）原田　1983

2───アルコールの代謝

　体内に吸収されたアルコールは95％程度が肝臓で分解され，アセトアルデヒドになる。残りの5％は呼気，尿，汗などとともに体外に排出される。アルコールを肝臓で処理する経路は3つあるといわれ，第1はアルコールをアセトアルデヒドに変える反応を触媒するアルコール脱水素酵素（ADH：Alcohol Dehydrogenase）によるものである。この酵素は肝臓に非常に多いので，アルコールの80％以上がこの経路によって代謝される。

　第2はミクロソームのエタノール酸化酵素系（MEOS：Microsomal Ethanol Oxydizing System）によるもので，これは肝細胞のミクロソーム分画にあり，約10～25％のアルコールを代謝するに過ぎないが，大酒家では活性の上昇が生じる。

　第3は肝臓のミクロボディに含まれるカタラーゼ酵素系による代謝であるが，アルコールの代謝にはほとんど関与しないといわれている。

　アルコールは主にアルコール脱水素酵素（ADH）による分解を受け，アセトアルデヒドになる。その一部はMEOSによって酸化し，同様にアセトアルデヒドになる。これらのアセトアルデヒドは，さらにアルデヒド脱水素酵素（ALDH：aldehyde dehydrogenase）によって酸化されて酢酸となり，大半は肝外諸臓器，筋肉，末梢組織で分解され，最後は水と二酸化炭素になる。

　アセトアルデヒドは非常に毒性の高い物質で，心拍数の増加，顔面紅潮，頭痛，冷汗，嘔吐など，酒を飲んだときに生じる種々の症状は，大部分がアセトアルデヒドの作用によるものである。アセトアルデヒドはアルデヒド脱水素酵素によって酢酸に酸化されるが，アルデヒド脱水素酵素にはALDH1型と，ALDH2型の2つのタイプがある。[*1] 1型はアセトアルデヒドを酸化，分解する代謝能力が低く，逆に2型は代謝能力が高い。[*2] したがってALDH1，2型の両

[*1] 正確には1～5のタイプが知られているが，生体内で実際にアセトアルデヒド代謝に関与しているのは，1と2のタイプである。
[*2] ALDH1は，high Km型で基質となるアセトアルデヒドの濃度が高い状態で最大能力を発揮するのに対し，ALDH2は，20low Km型で，アセトアルデヒドの濃度が低い時から最大限の働きをする。このためアセトアルデヒド分解能力に関しては，ALDH2の方が効率が高い。

方を持っている人（正常型）は，飲酒後のアセトアルデヒドの分解が速やかであるが，ALDH１型しか持たない人（ALDH２型欠損型）は，飲酒後の血中アセトアルデヒド濃度が容易に高まってしまうので，不耐症状（心拍数増加，顔面紅潮，嘔吐など）が生じる。ALDHのタイプは遺伝によって決まり，日本人の約半数は２型欠損型である。同様に中国人，インドネシア人，ベトナム人，エスキモー人，アメリカインディアンなどのモンゴロイドは２型欠損型が多く，欧米の白人，エジプト人などは欠損型は極めて希である。また酒に非常に弱い体質の人（人口の約７％存在する）は，飲酒経験を重ねてもアルコール代謝能力の増強効果はほとんどないので無理をしないように心がけねばならない。

2　血中アルコール濃度

アルコールは中枢神経系抑制作用を促進し，表４－１のように一連の急性中毒症状が出現する。これは脳組織中のアルコール濃度とほぼ比例するが，脳の

表４－１　アルコールの血中濃度と急性中毒症状

アルコール 血中濃度（mg／100mℓ）	急性中毒症状
０～ 50	正常～活発・雄弁
50～200	情緒不安定 感覚反応時間延長 運動能力低下
200～300	泥酔状態（千鳥足の出現） 言語障害 視力障害，精神錯乱
300～500	意識消失 深麻酔
350～600	昏睡 呼吸・心血管不全 時に死亡

栗山欣弥　1988

アルコール濃度は測定できないので,血中アルコール濃度と各組織のアルコール濃度がほぼ同じであることから,血中アルコール濃度を測定することによって酩酊度(めいていど)を予測することができる。

アルコールの吸収と代謝の項でも述べたが,飲酒による反応は個人差が大きく影響するので酩酊度も目安として考えるべきである。また,飲酒運転や酒気帯び運転の判定に採用されているのは,呼気中のアルコール濃度を測定し,血中濃度に補正する方法である。この方法は血中濃度を測定するよりやや不正確だが,大量飲酒の場合は大きい誤差は生じない。

◆酒気帯び・飲酒運転について

警察庁は飲酒運転による事故が全国で後を絶たないため,2002年6月から酒気帯び運転の基準を厳しくし,悪質な違反による交通事故に歯止めをかけるため,道路交通法が改正された。

呼気1ℓ中のアルコール濃度が0.15mg以上は1年以下の懲役または30万円以下の罰金,0.25mg以上は3年以下の懲役または50万円以下の罰金と,従来と比べ厳しくなった。

第5節——人体に対する作用

1——アルコールと脳

アルコールは血液を介して脳に運ばれ,2〜3分で抑制剤としての効果が出現する。血中のアルコール濃度が増加すると,あらゆる神経中枢が抑制され,行動,言語,記憶などの知的活動の低下から始まり,筋肉,反射など運動中枢に影響がでてくる。さらに血中濃度が高くなれば,呼吸,循環器系を支配する中枢まで抑制されることになるので,生命の危険を伴うことになる。

◆酒を飲むと人が変わる人

大脳は2つの異なった働きをする部分に区別され,1つは知性や意志に関する部分(知的性格)と1つは感情や衝動に関係する部分(原始的・本能的性格)である。この知性や意志に関係する部分は,絶えず感情や衝動に関係する

部分を抑制し管理しており，この2つの部分がお互いに作用しあって我々の人格ができあがっている。ところがアルコールはこれらの脳細胞を刺激し，知的性格に関する部分（大脳新皮質系）を抑制する。そのため原始的・本能的な性格に関する部分（大脳辺縁系）の抑制が除かれるために，思わぬ行動をする。すなわち人が変わるという。酔態八態・喧嘩・暴力・暴れる・物を壊す・無銭飲食・飲酒運転・破廉恥行為・わいせつ行為などがある。

2 ── アルコールと心臓・血管系

飲酒するとアルコールやアセトアルデヒドの作用によって末梢血管が拡張し，血流がよくなるため顔が赤くなる。同時に心筋の収縮力が低下し必要酸素量も下がるため，最大血圧が下降する。これは血中アルコール濃度が0.075%程度の軽い酔いの状態でも認められ，大酒家にはアルコールによる心筋症（心臓の筋肉が弱くなる疾病）が多くみられる。

3 ── アルコールと胃腸

胃腸疾患で最も多いのは，アルコールによって胃の粘膜が冒されることにより起こる胃炎や胃潰瘍，十二指腸潰瘍などである。特に空腹時に強い酒を多量に飲むと，確実に胃の粘膜が損傷を受けることになる。一方，食前に少量の酒を飲むとアルコールによって胃の粘膜が刺激され，胃酸の分泌が促進されたり，リラックスできたりすることから食事がおいしく，楽しくとれることがある。

4 ── アルコールと肝臓

前述したように，アルコールの代謝は主として肝臓で行われる。肝臓には胃，腸，膵臓などからの静脈血が流入しており，各々の消化管で吸収された物質はその静脈を通して肝臓に運ばれるが，アルコールも同様である。したがって，日頃から肝臓の負担を極力少なくしておくことが肝要である。

アルコールによる主な肝臓障害は，第1に脂肪肝，第2にアルコール性肝炎，第3に肝硬変である。脂肪肝は肝臓に脂肪が大量に沈着するもので，それ自体

はそれほど重症ではないが，肝炎に進行する危険があるので注意しなければならない。アルコール性肝炎は，アルコールによって肝細胞の崩壊変性と炎症性の変化が起こる。禁酒した上で，適切な治療を行えば比較的急速に治癒するが，慢性化すると肝硬変になるおそれもある。肝硬変は，肝細胞が広範囲にわたり繊維化し，硬化する疾病である。アルコール消費量と肝硬変の死亡率との関連についてその動向をみると，10年ほどのずれはあるもののほぼ平行して増減していることから，飲酒量と肝硬変は密接に関連していると判断できる。実際に肝硬変の患者には大酒家が多く，1日160g以上のアルコールを15年以上摂取すると発生頻度が高くなるといわれている。

5──スポーツに及ぼす影響

飲酒後，アルコールは血液を介して脳に達する。アルコールによる運動障害の臨界線は，血中アルコール濃度0.05％（道路交通法第26条「酒気帯び運転の禁止」に記載されている基準）であるが，血中アルコール濃度が上昇するにしたがって中枢神経，特に大脳の機能が抑制され麻痺した状態になり，精神機能の障害，感覚障害，運動障害を起こす。したがってスポーツ技術の三大要素（バランス，タイミング，リズム）は，特にアルコールの影響を強く受ける。スポーツ選手が運動前や運動中にアルコールを摂取することはないと思うが，一般のスポーツ愛好者の中には運動前や運動中であっても気軽にアルコールを摂取している人が多いようである。スキーとゴルフに関して一般のスポーツ愛好家を対象に行った調査では，運動中に飲酒の経験を持つ人は，スキーヤーで男性87％，女性45％，ゴルファーでは男性80％，女性52％であった。アルコールの心身に及ぼす影響を認識する必要があろう。

第6節──適正飲酒とは

酒は百薬の長，生命の水といわれるくらい，用い方によっては健康上有益なものであるといわれる。心筋梗塞による死亡と飲酒との間には興味深い関連が

第4章　アルコールと健康

ある（図4-2）。癌その他による死亡率が最も高いのは毎日多量に飲む人，次に死亡率が高いのは全く酒を飲まない人，死亡率が一番低いのは適度に飲む人であった。また，心筋梗塞の死亡率が高いのは全く酒を飲まない人，死亡率が低いのは飲酒者の方である。全く飲まない人の死亡率が高いのは，おそらくこの人たちはある意味で真面目すぎてストレスの発散が十分になされずに，心臓循環器系への障害を受けやすいためと思われる。適度に飲む人の効果は，飲酒を有効なストレス解消の手段としているためと分析される。ただしストレスに対処する手段は飲酒に限らないので健康的な方法があれば飲む必要はない。飲酒そのものがストレスになるような飲み方は，効果としては明らかにマイナスである。

　適度な飲酒は健康を損なうことなく人生を楽しくするものであるが，しかし一方では飲み方を誤ると一生を棒にふるという事例も決して珍しいことではな

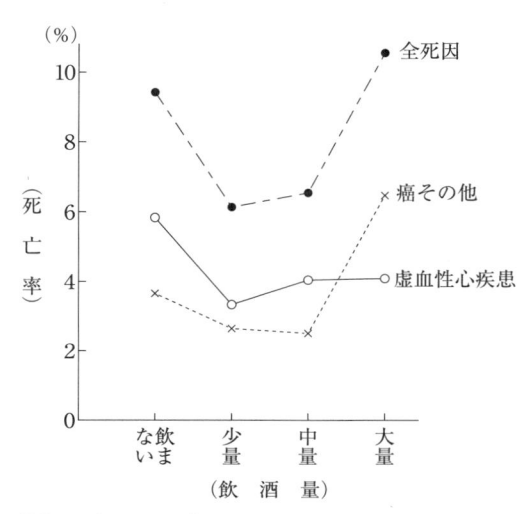

縦軸：10年間の死亡率
横軸：飲酒量，1日平均純アルコールとして少量は9g以下，中量は9.1～34g，大量は34.1g以上（ビール大びん1本に含まれるアルコール量は約20g）

図4-2　飲酒量と死亡率との関係[5]

い。大学などの新入生歓迎期になると「一気のみ」で無理強いをしたあげく救急車の世話になったり，急性アルコール中毒で死亡するといったことも珍しくない時代である。

1———急性アルコール中毒

　近年若者の急性アルコール中毒患者が後を絶たない。消防庁のまとめによると，毎年急性アルコール中毒が原因で，20歳代と未成年者あわせて1万人を越える人が救急車の世話になっているという。入学，大学祭，成人式等の季節を迎えると，いっき飲みや爆弾酒（ビールを入れたジョッキにウイスキー・焼酎・ウォッカを入れた小さなコップを沈めて一気に飲む）等で大暴れをするなど，枚挙にいとまがないほど報道され，社会問題となっている。

　急性アルコール中毒は，酩酊そのものを示しているが，鼻歌交じりで上機嫌でいる限りにおいては，実害はほとんど無いといってよい。急性中毒の初期症状として，平衡障害（いわゆる千鳥足）や酔態八態が出現し，さらに多量に摂取すると，顔面蒼白，冷や汗，悪寒，歩行不能となり，それが進行すると意識混濁，呼吸麻痺に至り生命の危険がある。これらは，体内で生じるアセトアルデヒドが原因である（第4節参照）。アルコールの急激な大量摂取は死につながるということを忘れてはならない。

2———酒と上手につき合う

　酒の功罪は，いずれにせよ酒を飲む人の意思次第である。あくまで自分を見失うことなく，行動をコントロール出来る範囲で楽しみ，強い意志力をもって適正飲酒を心がけ，人生を過ごしたいものである。里見[1]は「酒と上手につきあう法」を次のように示している。

　①急いで飲まない。ゆっくりと適当な肴と一緒に。
　②連日の飲酒は避ける。少なくとも週2日は飲まない日をつくる。
　③量を過ぎない。二日酔いをしないように，もう1杯と思うところでやめる。
　④理由づけをして飲まない。

⑤やけ酒風に酔いを殺して飲まない。飲むのではなく味わうように。
⑥儀礼的飲酒は極力避ける。人に無理強いをしない。
⑦他の薬（睡眠薬，安定剤，漢方薬など）と一緒に飲まない。
⑧強い酒は薄めて，清酒はお燗をして飲む。
⑨周囲の人々とほがらかに，ともに楽しくなるように飲む。

第7節――アルコール依存症

　嗜好飲料と思われているアルコール飲料が実は典型的な薬物であることは前述のとおりであるが，近年では薬物であるという観点が希薄になりアルコール飲料の種類が増え，若者の間ではファッション性が高まり，飲酒ブームに乗せられ，愛好家も，その消費量も増加している。

　アルコールは長く飲み続けると止められなくなるという現象がみられることがある。いわゆるアルコール依存である。これには身体依存と精神依存とがあり，前者はアルコール摂取を取りやめたり，その量を急激に減少させる（禁酒・節酒する）と，震えや痙攣（けいれん），幻覚などの症状が出るものをいい，後者は酒を止めようと思っても止められない精神的状態にあるものをいう。身体依存と精神依存の成立前後に耐性増加（酒の量が増大し，大量の酒に耐えうるようになる）が起こってアルコールへの依存度が高まり，それが進行するとアルコール症といわれる状態になる。

　「アルコール症」の定義は，「飲酒の反復によって現れてくる慢性の疾患であり，飲酒者自身の健康，社会的，経済的な働きを損なうもの」である。すなわちアルコール飲料の使用に自制心を失い，公衆道徳，健康，安全，福祉を脅かすまで慢性的，習慣的にアルコール飲料を使用することである。

　女性の飲酒者が近年増加をしているが，女性は男性に比し，一般的にアルコールに対する抵抗力が弱く，大量飲酒を5〜6年続けるとアルコール症になるといわれ，早い者は2〜3年で，その典型症状とされる手の震えが出ることもあるという。女性の大量飲酒のきっかけは，失恋，離婚，死別，夫への不満

などが原因である。

◆断酒への闘い

　酒の魔力と闘う酒害者とその家族の会が全国各地に存在する。その1つに断酒の会（全日本断酒連盟）があり，その会員の体験は実にすさまじいものであるという。その内容は失職者，家族の家出，離婚，病気，家庭崩壊と様々であるが，アルコールに自縄自縛になっている自分を断友（仲間）との輪の中で自覚し，反省して自らをアルコールから解放するという手法がとられ，お互い助け，助けられて家族ともども人間らしい生活を取り戻すことを目的とする会である。断酒の持続には家庭の協力が不可欠といわれ，1日1日の断酒の積み重ねがアルコール症を克服する唯一の方法である。

引用・参考文献

1）大森正英他著『新・健康の科学』中央法規出版　1991
2）大森正英他著『実践健康学』中央法規出版　1992
3）大森正英他編『スポーツ健康学』エディケーション　1993
4）森基要他編『21世紀の健康学』みらい　1996
5）M.G.Marmot et al「Alcohol and Mortality:AU-shaped curve」
　　The Lancet,March 14,580〜583,1981

第5章　たばこと健康

第1節──たばこの歴史と喫煙実態

1　たばこの歴史

　1492年にコロンブス（Columbus, C., 1446/51-1506）がアメリカ大陸を発見した時，アメリカ原住民のインディアンがたばこを吸っていたことから，そのたばこを持ち帰り，広めたといわれる。その後スペイン，ポルトガル，フランスと広まり，日本には16世紀から17世紀の初期にスペイン船によって持ち込まれ，17世紀中頃には一般庶民の間に喫煙習慣が広まったといわれている。

2　喫煙の実態

　2003年5月1日「健康増進法」が施行され（第1章参照），近年成人の喫煙率は低下傾向を示している（表5−1）。1970年代は男性で約80％，女性で約15％がたばこを吸っており，1990年代では男性の喫煙率は約60％と低下を示したものの，女性は約15％と横ばい傾向である。喫煙習慣者の割合（表5−2）は，2003年度では男性で46.8％，女性で11.3％が喫煙習慣者である。
　また，未成年者の喫煙が見逃せないほど増加している。平成7年の調査によると，普通科高校生でみると高校3年までにたばこを吸った経験者は男女とも7割で，女子生徒と男子生徒の喫煙率の差がなくなってきている。現在も続けてたばこを吸っている者が男子で49％，女子では50％であるという。

未成年者の喫煙をなくすため，我が国では2000年に罰金の引き上げ（2万円以下から50万円以下）と両罰規定を整備し，2001年には年齢確認などの措置を講ずることを盛り込み，未成年者喫煙禁止法が改正された。2010年までには未成年者の喫煙をなくすことを目標としており，警察庁，厚生労働省，財務省から関係団体に対し，対面販売の徹底などを趣旨とした通知を出し，目標達成に取り組んでいる。教育現場においてもその徹底が必要である。

表5－1　喫煙者率　　　　　　　　　　　　　　　　　　　（単位％）

	昭和45年('70)	50('75)	55('80)	60('85)	平成2('90)	7('95)	12('00)	15('03)	16('04)
男	77.5	76.2	70.2	64.6	60.5	58.8	53.5	48.3	46.9
女	15.6	15.1	14.4	13.7	14.3	15.2	13.7	13.6	13.2

資料　日本たばこ産業株式会社調べ
注）　調査対象は20歳以上。

表5－2　喫煙習慣者の割合　　　　　　　　　　　　　　　（単位％）

	昭和61年('86)	平成2('90)	7('95)	9('97)	10('98)	11('99)	12('00)	14('02)	15('03)
男	59.7	53.1	52.7	52.7	50.8	49.2	47.4	43.3	46.8
女	8.6	9.7	10.6	11.6	10.9	10.3	11.5	10.2	11.3

資料　厚生労働省「国民健康・栄養調査」
注）　調査対象は20歳以上。なお，調査方法は平成15年から変更。
厚生統計協会『国民衛生の動向』　2005

第2節──たばこの有害成分

　たばこ煙には主流煙と環境たばこ煙とがある。「主流煙」は喫煙者が喫煙時に吸い込むたばこ自体の煙を指し，喫煙者がはき出す煙「呼出（こしゅつ）煙」と，たばこの点火部分から立ち上る煙を「副流煙」といい，これが混じったものを「環境たばこ煙」という。近年環境たばこ煙の有害性が認識されるようになった。

　喫煙者が主流煙を体内に取り込むことは己の勝手であるが，環境たばこ煙は

第5章　たばこと健康

たばこを吸わない非喫煙者がこれらのたばこ煙によって余儀なく煙を吸わされることがある。これを受動喫煙という。

たばこ煙に含まれる有害成分は，現在わかっているだけでも4,000種以上の化学物質が含まれている。たばこ煙で採取される成分は，粒子組成分（特殊なフィルターで採取できる成分約8％）と気相成分（特殊なフィルターでも通過してしまうガス上の成分約92％）とに分けられるが，いずれも有害成分であり，その中でも特に知られているのは，一酸化炭素（ＣＯ）とタール，ニコチンである。

1 ── 一酸化炭素（ＣＯ）

一酸化炭素は有毒ガスであることはいうまでもないが，主流煙中の一酸化炭素濃度は4％（4万ppm）である。一酸化炭素は酸素と比較すると，赤血球ヘモグロビンに対して200倍以上の結合力を発揮し，一酸化炭素ヘモグロビンとなって，赤血球の酸素運搬を阻止する。血液中の一酸化炭素ヘモグロビン濃度が15％を超えると頭痛や視力の低下が起こり始め，30％以上になると吐き気や嘔吐が加わり，50％以上になると昏睡に陥り，ついには死に至る恐ろしい有毒ガスである。

たばこ1本の喫煙で一酸化炭素ヘモグロビンの濃度は1～2％の上昇をみるにすぎないが，低濃度とはいえ，血中一酸化炭素濃度が上昇すれば酸素供給が妨害され，中枢神経系の働きが妨げられたり，虚血性心疾患（心臓の冠状動脈硬化による心疾患）や，慢性閉塞性肺疾患の患者である場合は狭心症や呼吸困難の発作の誘因となる。

2 ── タール

タールは単一物質ではなく，発癌に関係するベンツピレンをはじめとして30種以上の有害成分がタールの中に存在する。たばこはタールに含まれる有害成分が癌の発生に複合的に関与しているものと思われる。

3――ニコチン

ニコチンの経口致死量は成人で体重1kg当たり1mgという。この致死量は青酸カリに勝るとも劣らない程の猛毒である。

喫煙を初めて経験をすると，一過性ではあるが，心悸亢進，頭痛，悪寒，嘔吐などの症状に襲われる。これはニコチンの急性中毒によって生じた症状である。たばこ1本でおおよそ0.1～2.0mgのニコチンが口腔に入るにすぎないが，ニコチンは神経伝達物質アセチルコリンの脳内分泌を促進し，アドレナリンの放出をもたらして交感神経を刺激するので心拍数の増加，血圧上昇，皮膚温低下，不整脈発生など生体に及ぼす作用は広範囲に及ぶ。

4――その他の有害成分

ジメチルニトロソアミンはニコチンが変化して出来る発癌物質で，非常に拡散力が強く，喫煙者と同席している非喫煙者は，喫煙者自身とほとんど変わらない量を吸い込むという。アンモニアはニコチンを体に吸収させやすくするために添加されている。強い刺激性がある他，ニコチンの刺激性を上げてぜんそく発作などを起こす。

ホルムアルデヒド，アセトアルデヒド，シアン化水素，窒素酸化物などは肺や気管の繊毛細胞障害物質で，これらの作用により，咳，たんなどの呼吸器症状の有症率も高く，呼吸機能の低下を招く。

第3節――たばこと環境

たばこを取り巻く環境についてみたものを図5-1に示した。本節では喫煙者の健康問題，非喫煙者の健康問題，及びたばこによる社会的損失，動く発火物としてのたばこ被害，それと強いていうなればたばこ税による社会貢献について述べる。

第5章　たばこと健康

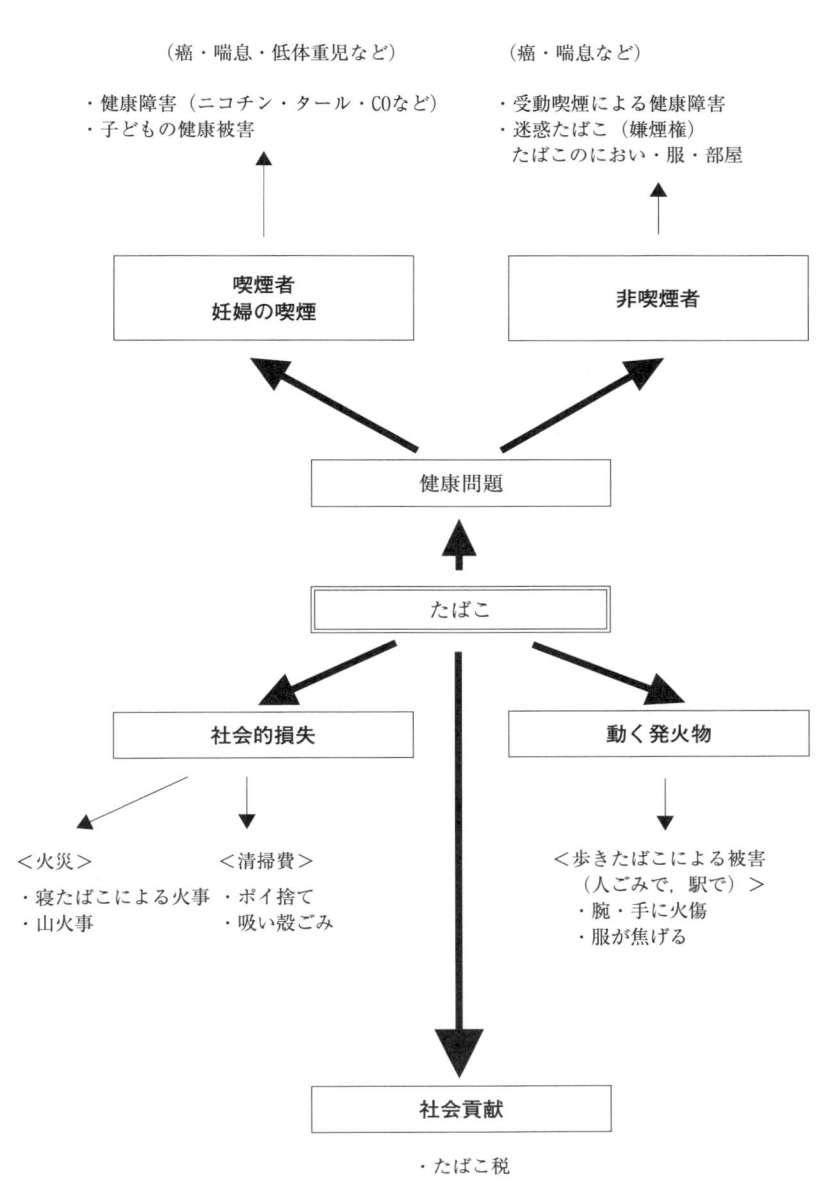

（癌・喘息・低体重児など）　　　　（癌・喘息など）

・健康障害（ニコチン・タール・COなど）　・受動喫煙による健康障害
・子どもの健康被害　　　　　　　　　　・迷惑たばこ（嫌煙権）
　　　　　　　　　　　　　　　　　　　　たばこのにおい・服・部屋

```
        喫煙者                    非喫煙者
      妊婦の喫煙

                   健康問題

                    たばこ

     社会的損失              動く発火物
```

<火災>　　　<清掃費>　　　<歩きたばこによる被害
・寝たばこによる火事　・ポイ捨て　　　（人ごみで，駅で）>
・山火事　　　　　・吸い殻ごみ　　　・腕・手に火傷
　　　　　　　　　　　　　　　　　　・服が焦げる

社会貢献

・たばこ税

図5－1　たばこを取り巻く環境
著者作成

1　喫煙者の健康問題と健康障害

1————喫煙と肺癌

　喫煙と肺癌の研究はすでに1939年に西ドイツで行われ，肺癌患者にはヘビースモーカーが多いこと，健康な人には非喫煙者が多いということを明らかにし，肺癌の予防には禁煙が重要であると指摘していた。その後1950年に紙巻きたばこ喫煙と健康に関する研究の成果を報告したことが発端となり，喫煙と肺癌，喫煙と各種の健康障害に関する研究が世界各地で行われるようになった。我が国においても国立がんセンターで喫煙と肺癌の研究が盛んになり，愛知県がんセンター所長の富永は，疫学的研究からみた喫煙と肺癌の関係を以下のように示した。

①時間，場所，人種を異にしても，喫煙と肺癌発生との関係はほぼ一致している（関連の一致性）。

②喫煙者の肺癌リスクは非喫煙者に比べて，平均9〜10倍も高い。喫煙量と肺癌リスクとの間にきれいな量−反応関係がある（関連の強固性）。

③喫煙と肺癌の関係は1対1の関係ではないが，喫煙者の肺癌リスクは平均9〜10倍も高く，喫煙以外の因子の偏りでは説明がつかない（関連の特異性）。

④喫煙を長年続けた後で肺癌が発生していること（関連の時間性）。

⑤口腔や喉頭などのたばこ煙の通路の癌のリスクも喫煙者で高いこと，禁煙によりリスクが低下する（関連の整合性）。

　これらの5つの判断条件から，喫煙と肺癌との間に因果関係があるとしている。しかし喫煙者がすべて肺癌になるわけではなく，非喫煙者でも環境要因（大気汚染，食生活の変化）によって肺癌になることがある。いずれにしても喫煙が肺癌の主要要因であることを忘れてはならない。

2 ── 喫煙と呼吸器疾患

呼吸器系は喫煙時のたばこ煙に直接さらされるのでその影響も大きく、口腔から咽頭、喉頭、気管支、細気管支、呼吸気管支と気道を通って粘膜に刺激を与える。その際にかなりのたばこ煙の成分が吸収されてしまう。その結果、咳、たんなどの症状がでやすく、慢性気管支炎や肺気腫など呼吸困難を伴う慢性閉塞性肺疾患の原因になる。

3 ── 喫煙と循環器疾患

喫煙をすると最も顕著に変化を生ずるのが循環器系機能である。これは主にニコチンの作用によるものであり、自律神経及び内分泌系の働きを介した作用によって起こる。心拍数の増加、血圧の上昇、心臓の収縮量の増加とこれに伴う心筋酸素需要増加、末梢血管収縮とこれに伴う皮膚温度の低下などがあらわれる。

一般にたばこ1本の喫煙では、心拍数は毎分10〜30回、あるいは10〜40％の増加を示し、血圧は収縮期及び拡張期で10％前後及び5％前後の上昇を示す。また、末梢血管収縮は皮膚温度の低下として現れ、指先では3℃前後、感受性の高い人では5℃も下がる場合がある。手指や足指への血流は40〜45％も減少することがあり、特に女性は男性より変化が著しい。

4 ── 妊婦の喫煙

女性が妊娠中に喫煙を続けていると、胎児の成長に重大な影響を及ぼす。常習的な喫煙者の母親から生まれた新生児は、非喫煙者の母親から生まれた新生児より、統計的有意差をもって体重が軽いことが明らかにされている。つまり妊婦の喫煙は低体重児（ＳＦＤ児：small for dates）が生まれる率が高い。図5－2は妊婦の喫煙とＳＦＤ児の頻度を示したものである。この他喫煙する母親から生まれる未熟児の率が高いこと、さらに流産、早産、死産の率及び新生児の死亡率も高いという。

なぜこのように胎児への影響が認められるかは、第2節で述べたが、ニコチ

ン等による作用で胎盤の血流障害が起こり影響を与えること，また一酸化炭素がヘモグロビンと結合して，酸素の運搬量を減少させるため，胎児への酸素供給量が減少し，胎児の発育に大きな影響を及ぼすことなどが主な原因と考えられる（図5－3）。ニコチンは猛毒であることを認識しておかなければならない。

このほか女性特有の癌として，子宮頸癌が喫煙習慣と関係があることが広く知られている（表5－3）。喫煙開始年齢が早ければ早いほど危険性が高まる。

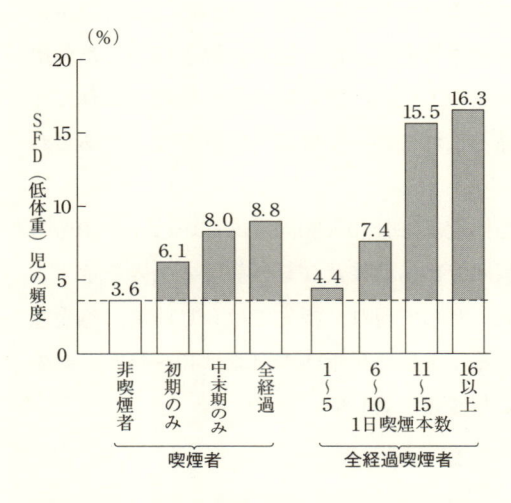

図5－2　妊婦の喫煙とＳＦＤ児（低体重児）の頻度（高木俊文，1980）[5]

表5－3　喫煙開始年齢からみた常習喫煙女性の子宮頸部癌性病変発現危険度[6]
（病理組織学的異常所見による）

喫煙開始年齢（歳）	上皮内癌	高度異形成	中等度異形成
非喫煙者	1.0*	1.0*	1.0*
15歳以下	4.8	5.8	3.1
15〜16歳	2.6	2.0	2.1
17〜19歳	2.0	7.2	1.7
20歳以上	0.5	0.3	0.3

注）非喫煙者を基準にした相対危険度：年齢，性交渉を有する男友達の数，性交開始年齢，社会経済階層，経口避妊薬使用の有無，喫煙歴について補正済み
＊標準グループの危険度

浅野　1985

5──喫煙と寿命

1997年名古屋地裁で愛知県の住民が日本たばこ産業を相手取り，販売禁止訴訟を起こした。この折，富永氏が「喫煙者はたばこ1本吸うごとに寿命を5分30秒ずつ縮めている」と証言した。アメリカのハモンド博士によると，1日15本たばこを吸うと約5.5年寿命が短縮されるという。1日15本なら1年間に5,475本，50年間に273,750本となり，5.5年は289万800分だから，このことか

第5章　たばこと健康

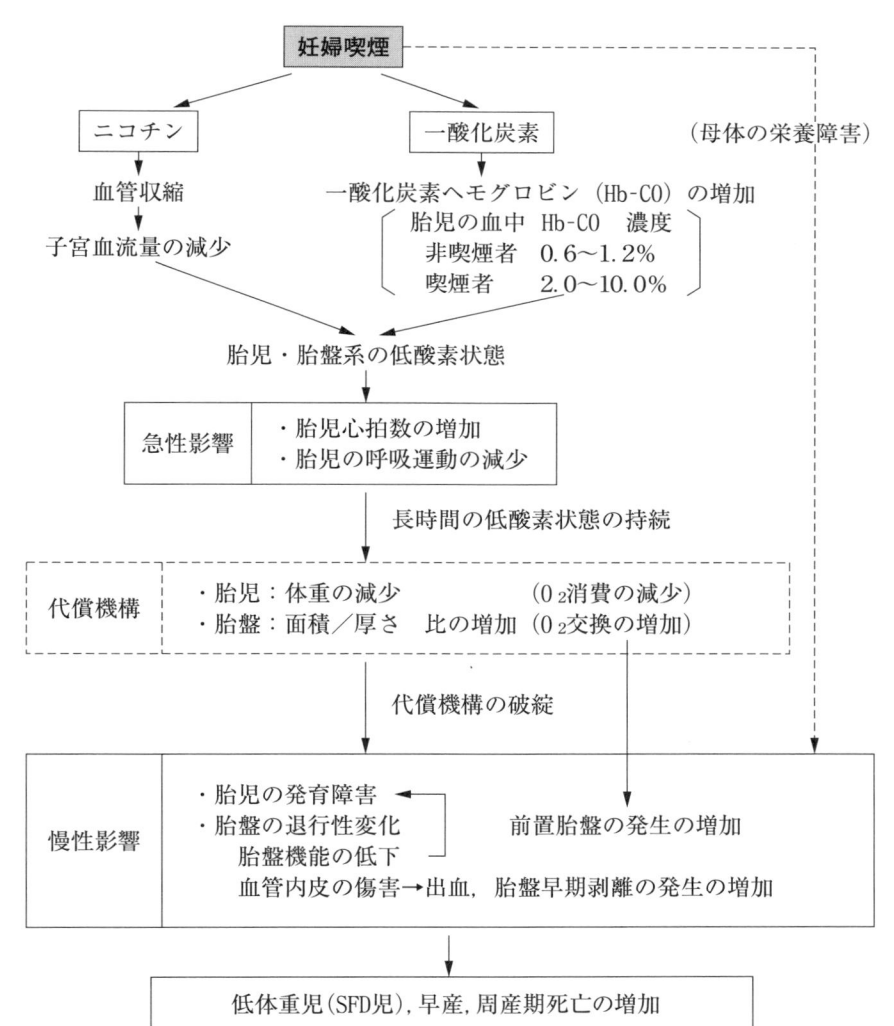

```
                    ┌─────────────┐
                    │  妊婦喫煙    │
                    └─────────────┘
                    ↓             ↓
              ┌─────────┐   ┌───────────┐      （母体の栄養障害）
              │ ニコチン │   │ 一酸化炭素 │
              └─────────┘   └───────────┘
                    ↓             ↓
                血管収縮      一酸化炭素ヘモグロビン（Hb-CO）の増加
                    ↓         ┌胎児の血中 Hb-CO　濃度┐
              子宮血流量の減少  │非喫煙者　0.6～1.2%  │
                              │喫煙者　　2.0～10.0% │
                              └────────────────────┘
                    ↓             ↓
                    胎児・胎盤系の低酸素状態
                              ↓
         ┌────────┐┌───────────────────────┐
         │ 急性影響 ││・胎児心拍数の増加      │
         │        ││・胎児の呼吸運動の減少  │
         └────────┘└───────────────────────┘
                              ↓
                     長時間の低酸素状態の持続
                              ↓
         ┌╌╌╌╌╌╌╌╌┐┌───────────────────────────────────────┐
         ┆ 代償機構 ┆│・胎児：体重の減少　　　　（O₂消費の減少） │
         ┆        ┆│・胎盤：面積／厚さ 比の増加（O₂交換の増加）│
         └╌╌╌╌╌╌╌╌┘└───────────────────────────────────────┘
                              ↓
                        代償機構の破綻
                              ↓
         ┌────────┐┌─────────────────────────────────────┐
         │        ││・胎児の発育障害 ←─┐                  │
         │ 慢性影響 ││・胎盤の退行性変化　│  前置胎盤の発生の増加 │
         │        ││　胎盤機能の低下　─┘                  │
         │        ││　血管内皮の傷害→出血, 胎盤早期剥離の発生の増加 │
         └────────┘└─────────────────────────────────────┘
                              ↓
                ┌─────────────────────────────────┐
                │ 低体重児（SFD児）,早産,周産期死亡の増加 │
                └─────────────────────────────────┘
```

一酸化炭素のヘモグロビンとの結合力は，酸素に比べて200倍以上強く，胎児のHb−COが9％に達すると，胎児体内のO₂運搬能力が血流に換算して41％減少したことになるといわれている。

図5−3　妊婦の喫煙の妊娠・分娩に影響を及ぼすメカニズム
厚生省『喫煙と健康』　1993

ら単純に計算すると，たばこ１本の喫煙で短縮される寿命短縮は10.56分となる。１日１～９本の喫煙は４～６年短縮するとなっているので，周囲の受動喫煙者の場合は，１本のたばこ当たりの寿命の短縮は約３分になる。内外の研究によると，受動喫煙の影響はその程度にもよるが，喫煙の３本程度を吸いこむと考えられているからである。

あなた自身やあなたの家族で喫煙している人の，これまでのおおよその総喫煙本数を計算し，あなた自身やその家族の方の寿命にどれだけ影響するか計算してみてください。

平均余命は表５－４を使用する。

```
喫煙年数：　おおよそ　　　　　年　　　か月
１日の喫煙本数：　おおよそ　　　　　　本
これまでのおおよその総喫煙本数：　　　　　本
寿命が短縮される時間：総本数　　　本 × 10分
　　　　　　　　　　　　＝　　　　　分
```

表５－４　平成16年平均余命

	20歳	40歳	65歳
男	59.15	39.93	18.21
女	66.01	46.44	23.28

厚生労働省『簡易生命表』『完全生命表』をもとに作成

2 非喫煙者の健康問題と健康障害

1————受動喫煙の影響

　灰皿の上で1本のたばこから立ち上る煙が目や喉を刺激する強さは、喫煙者から吐き出された煙（呼出煙）と比較にならないほど強いものである。発生量はもちろんのこと、有害成分の量も主流煙よりも4～5倍も多く、毒性も強い。この「環境たばこ煙」に非喫煙者は健康を脅かされているのである。

　家族の中に喫煙者がいたり、喫煙者と共有する仕事場などで勤務していると、自分は喫煙しないのにたばこの害を被る。喫煙者のいる家庭の子どもは、喫煙者のいない家庭の子どもと比べると急性呼吸器疾患の罹患率が高く、特に母親の喫煙と深い関係があるといわれる。夫がたばこを吸い、妻が副流煙による間接喫煙で肺癌にかかる確率は、吸わない夫をもつ妻の約2倍にもなる。また、たばこ煙が常時空気を汚染している職場に20年以上勤務してきた場合は、たばこを1日当たり1～10本吸う常習喫煙者と同等の肺機能傷害があるとアメリカで報告されている。たばこの有害成分（第2節）で「環境たばこ煙」について述べたが、WHOは2002年「環境たばこ煙」を「動物実験と疫学調査で証明された人間への発癌物質」に分類した。

　自分が己の責任で喫煙し、その結果健康障害を起こし、苦しむのはまさに「自分の勝手」であるが、他人への公衆衛生的障害、経済的損失、子孫への危害を与えることになれば重大である。

2————嫌煙権と受動喫煙

　1978年WHOは「喫煙に関する効果的施策についての勧告」の中で、「たばこ煙によって汚染されていない大気を享受する非喫煙者の権利を守ること」として「嫌煙権」を示し、1980年の世界保健デーのスローガンに喫煙対策の推進を取り上げ、「喫煙か、健康か、選ぶのはあなた」（Smoking or Health, the Choice is Yours）と掲げ、世界各国の政府に喫煙対策を呼びかけた。嫌煙権

とともに，非喫煙者が自分の意志と無関係に，あるいは自分の意志に反して余儀なくたばこの煙を吸わされる受動喫煙の健康への影響が医学的に証明され，禁煙・分煙の流れが加速している。国によって取り組み・対策はまちまちであるが，嫌煙権運動はますます広がりをみせている。先進国からみると，とりわけ対策が遅れている我が国も2003年5月の「健康増進法」の制定により受動喫煙の防止に踏み切った。法の第5章第2節の第25条に「学校，体育館，病院，劇場，観覧場，集会場，展示場，百貨店，事務所，官公庁，飲食店その他多数の者が利用する施設を管理する者は，これらを利用する者について受動喫煙を防止するために必要な措置を講ずるように努めなければならない」とした。

3———迷惑たばこ

非喫煙者は，たばこ煙が漂う職場内あるいは部屋などでは大変不快に感じる。髪の毛や着ている服にたばこの臭いが染み込み，あるいは目が痛くなったりする。これらは喫煙者にとっては全く気にとめないことであるが，非喫煙者にとっては大変迷惑なことである。

世の中にはたばこを吸う人，吸わない人がいる。吸わないと落ち着かない人もいれば，たばこの臭いが漂うだけで気分が悪くなる人もいる。お互いに不愉快な思いをしないで生活していくには，煙を出す側の配慮が欠かせないものである。喫煙者は進んでこうしたことを配慮し，喫煙指定場所以外では吸わないことが求められるようになった。

4———地方条例

近年都道府県や市町村独自で喫煙に対して条例が制定され，違反すれば科料が科せられるようになった。歩きたばこ禁止条例（東京都千代田区，岐阜県白川村）や路上喫煙禁止条例（福岡市，東京都杉並区，広島市など）を制定している。これらの条例は全国的な広がりをみせている。科料は一般的に2,000円である。

③ 歩きたばこによる被害

　通勤時間帯に「歩きたばこ」がどれくらいあるのかを2002年4月に名古屋駅前通りで調べた報告によると，2時間の間に400人が歩きたばこを行っており，通勤客のあいだではこれが習慣化しているものと思われる。こうした歩きたばこは周囲の人にとっては「動く発火物」である。町中で歩きたばこの人とすれ違った際，手の甲にたばこの火があたり火傷をしたり，服にたばこの火が付着し焦げたりする。小さな子どもの場合は，たばこがちょうど子どもの目の高さにあるため，目にたばこの火が入れば大変なことになる。このような目に遭っている人は多くいるはずであるが，これらの被害は表面化しにくいのが現状である。

④ 火災，清掃費等の社会的損失

　たばこによる火災は全火災の10.4％（平成10年度）を占める。損害額では117億5,429万円で第1位となっている。これらは火源の転倒や落下，消し忘れなどによる火災・寝たばこによる火災，ポイ捨てによる林野火災である。山火事，つまり林野火災予防の決め手は禁煙だとして，消防庁（2005年）が都道府県単位で条例の制定を求め動き出した。

　たばこのポイ捨ては日常的であり，中日新聞社の調査（2002年4月）によると国道22号線の分離帯下（一宮市内），40㎡に640本の吸い殻が落ちていた。一週間後に再度調査をしたところ，220本落ちていた。これらの清掃費は一宮市の市民税が使われることになる。

5 たばこ税（社会的貢献）

　一箱20本入り定価260円のたばこの税金は，国税70.72円（たばこ税54.32円＋たばこ特別税16.40円）と地方税70.72円（都道府県税17.36円＋市町村税53.36円）及び消費税12.38円の合計153.82円が税金である。本体価格は106.18円（小数がでるのは1,000本につき税金がかかるため）である。

　1日1箱たばこを吸う人は，年に56,144円の税金を払うことになり，かなりの高額納税者である。しいていえば社会的貢献度大である。

第4節──たばこをやめよう

　たばこの害は昔と比較にならないほど明らかになっており，先進国のインテリは禁煙に向かっている。医者でたばこを吸っている者に名医なしと公言されている程である。たばこは「百害あって一利なし」とわかっていても禁煙できない，禁煙すると太ってしまう，たばこはストレスの解消だ，食後の一服はとてもすがすがしいなどと理屈をつけ，なかなか禁煙できない人が多い。禁煙するためにはいろいろな方法が試みられているが，この方法なら成功するといった方法はない。一般的には「減煙法」と「断煙法」があり，前者は徐々に本数を減らしていく方法で禁煙の成功率は低い。後者は思い切って最初からきっぱりやめる方法で，禁煙による苦痛は短期間で解消できるが，離脱症状が強い場合は医師の処方のもとでニコチンガム，ニコチンパッチ等を使用することもある。後者の方が禁煙の成功率は高い。

1 5日間でたばこをやめよう

　禁煙・心の準備「禁煙をスタートする時期を決める。禁煙仲間を見つける。禁煙の動機を再確認する。計画を途中で変更しない。」ポイントはたばこに関

する一切のものを身の回りから追放する。禁煙して6時間ほど経過する頃から様々な離脱症状が現れてくることが多い。離脱症状を乗り切り，たばこに近づかない環境をつくる。たばこを吸ってしまってもくじけない。5日間の禁煙に成功しても3ヶ月は要注意。

　3ヶ月，6ヶ月と禁煙が続いたら自分自身にご褒美を。

　離脱症状は1日目はなんとなく手持ちぶさたになり，いらいらしたり，精神集中が難しくなってくる。2日目はいらいら感に加え軽い頭痛，肩こり，眠気などの症状が強くなる。3日目は離脱症状がピークに達するが，ここを乗り切ることが肝腎だ。4日目は症状は続くが，徐々に気分が楽になる。5日目はほとんどの喫煙者が強い離脱症状から解放され，禁煙を続けられる自信がついてくる。

　これらの離脱症状を乗り切るには，深呼吸をゆっくりと3〜4回実施する。水をコップ1杯飲む。私はたばこを吸わないと声に出す。散歩に出かける。軽い体操をする。これらを積極的に取り入れ，実施して乗り切る。

② 禁煙して得られるメリット

　禁煙すれば下記のような効果がみられ，より健康なライフスタイルが得られる。癌などの生活習慣病予防になる。歯がきれいになり，息や体のいやな臭いが消える。食事がおいしくなり，胃の不快感が消失する。多少の運動では息切れしなくなる。咳やたんが少なくなり匂いが良くわかるようになる。脈が早くなったり，胸の苦しさを感じることがなくなる。血圧が下がる。視力が回復する。血行がよくなり，肌がきれいになり，手足が冷えなくなる。疲労回復が早くなり，よく眠れるようになる。

引用・参考文献
1）大森正英他著『新・健康の科学』中央法規出版　1991
2）大森正英他著『実践健康学』中央法規出版　1992
3）大森正英他編『スポーツ健康学』エディケーション　1993

4）森基要他編『21世紀の健康学』みらい　1996
5）富永祐民「喫煙と健康障害」『公衆衛生』50(4)　1986
6）浅野牧茂「未成年喫煙の健康問題」『学校保健研究』27(10)　1985

第6章 健康の維持・増進のための運動と処方

第1節──体力の概念

1 体力の定義

　体力とは,「人間の生存と活動の基礎となる身体および精神的能力」とする広義の解釈と,「人間の活動の基礎となる身体的能力」とする,身体的能力に限定した狭義のものとがある。いずれにせよ体力とは,日常生活を健康で活動的なものとし,長生きできるような身体をつくり,維持する能力と考えてよいだろう。

　体力は「行動体力」と「防衛体力」とに大別して考えられることが多い。前者は,身体的能力に限定した狭義の体力であり,後者は,「各種ストレスに対する抵抗力と適応能力」とする考え方もある。体力の構成は図6－1に示す分類がよく知られている。

　防衛体力については,生理的機構に不明な点が多く具体的な評価法は定まっていないが,生命及び健康を維持しようとする能力を意味しているため,健康を構成する重要な要素であることは間違いない。

2 健康と体力

　広義の体力を考えた場合でも,健康と体力とは必ずしも同一のものではない。体力テストで測定されるのはほとんどが行動体力であるが,体力テストの成績

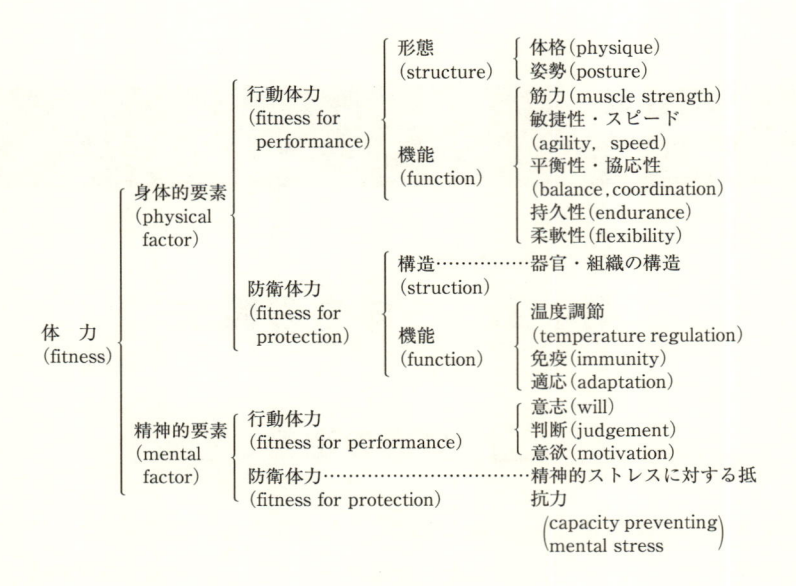

```
                            ┌形態      ┌体格(physique)
                            │(structure)└姿勢(posture)
                ┌行動体力    │          ┌筋力(muscle strength)
                │(fitness for│          │敏捷性・スピード
                │performance)│          │ (agility, speed)
                │            │機能      │平衡性・協応性
                │            │(function)│ (balance, coordination)
    ┌身体的要素 │            └          │持久性(endurance)
    │(physical  │                       └柔軟性(flexibility)
    │factor)    │            ┌構造……………器官・組織の構造
    │           │            │(struction)
    │           │防衛体力    │          ┌温度調節
    │           │(fitness for│          │ (temperature regulation)
    │           │protection) │機能      │免疫(immunity)
体力 │           └            │(function)└適応(adaptation)
(fitness)                                ┌意志(will)
    │                        ┌行動体力  │判断(judgement)
    │           ┌精神的要素  │(fitness for performance)
    │           │(mental     │          └意欲(motivation)
    └           │factor)     │防衛体力……………………精神的ストレスに対する抵
                └            └(fitness for protection)   抗力
                                                      (capacity preventing)
                                                      (mental stress      )
```

図6-1 体力の構成（猪飼）[1]

がよい人ほど健康度が高いとは限らない。例えば大相撲力士の行動体力は，多くの面で一般人よりはるかに勝っているが，平均寿命は逆に約10年短いことが知られている。

　とはいえ，優れた体力を持つことは生活に一種の充足感を与え，環境への適応や精神の安定にもつながるものである。特に全身持久力は，全身運動を持続する能力であり，日常の生活においてそれを存分に発揮する機会はめったにないにしても，これに優れている人は，日常の活動をより活発にしかも余裕をもって行えるので，生活の質（QOL；Quality of Life）を高めるには欠かせない要素の1つであろう。

　一般に加齢や運動不足による体力の低下は，自覚されないことが多い。日常の活動水準では予備力を含む最大能力の20～40％しか使っていないのが普通であり，機能低下の度合いがかなりひどくならない限り自覚症状として現れにくいためである。こうした予備力の低下が日常の生活活動の遂行に困難をもたら

第6章　健康の維持・増進のための運動と処方

し，ひいては多様な健康障害を引き起こす原因となるのである。

③　骨格筋の構造

　骨格筋の構造を図6－2に示す。筋収縮は次のようにして起こる。図6－2中に示した筋原線維は，Z線で区切られた筋節が直列に連結してできている。

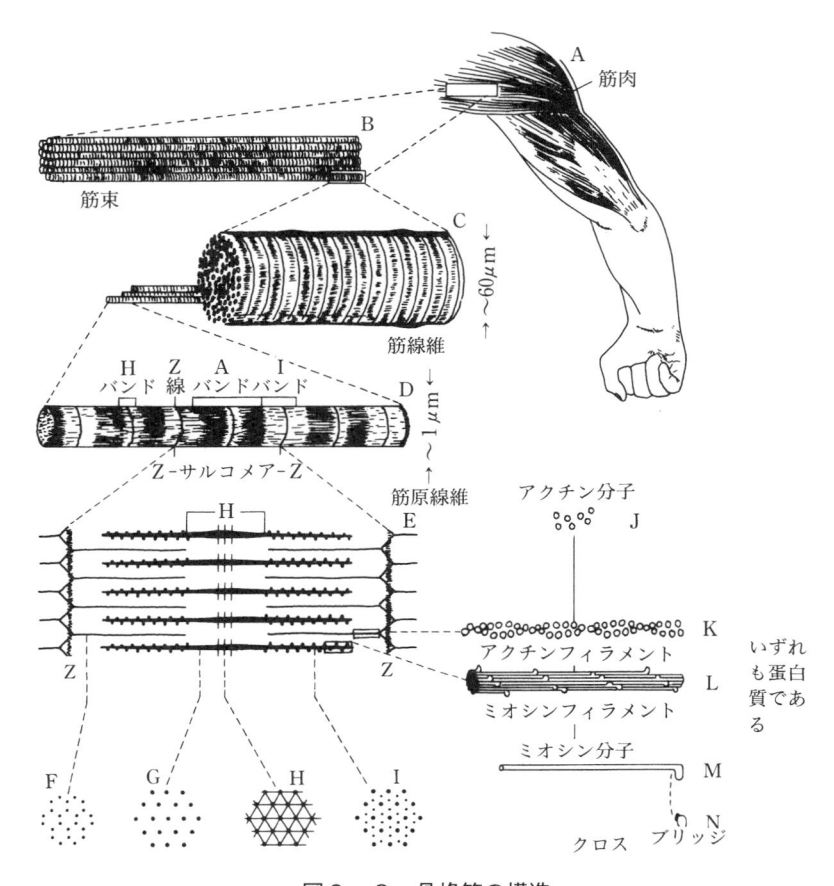

図6－2　骨格筋の構造
Bloom, W. and D. W. Fawcett, A Textbook of Histology, Philadelphia, Saunders 1968

この筋節には，アクチンとミオシンがあり，それぞれがお互いの隙間に滑り込むようにして重なり合い，筋節の幅が短縮することによって筋収縮が起こる。

1 ── 骨格筋の収縮様式
① 等張性収縮：筋の長さが変わる収縮である。
　短縮性収縮：筋が短くなりながら力を発揮する収縮である。
　伸張性収縮：筋が引き伸ばされながら力を発揮する収縮である。
② 等尺性収縮：筋の長さを変えないで力を発揮する収縮である。
③ 等速性収縮：運動全過程にわたって，一定の速度で，最大限の力が発揮される収縮である。

2 ── 筋線維のタイプ
　筋線維は，大別して速筋線維（FT）と遅筋線維（ST）に分けられる。速筋線維は，スポーツにおける素早い動作，短時間の力強い動作や運動をするときに働く筋線維であり，一方，遅筋線維は，長時間で持久的な運動において働く筋線維である（図6-3）。
　骨格筋は，この2つのタイプの筋線維が入り交じって構成されている。それぞれの筋線維の占める割合は，個人個人によって異なっており，より多く存在する筋線維の占める割合によってそれぞれの運動に適応性を示すという。図6-4に示すように短距離選手は，FT線維の占める割合が60％以上で，マラソン選手は，ST線維の占める割合が80％以上と非常に高い。また筋線維の比率は，遺伝的要因によって大きく決定され，後天的には変化しにくい性質をもつ。
　FT線維はさらに2種類に細分され，FTa線維とFTb線維に分けられる。FT線維とST線維を比較するとそれぞれ，表6-1のような特徴をもつ。
　FT線維では解糖によってATP（アデノシン三燐酸）を生産する能力（図6-5）が優れているが，疲労しやすく数分の収縮を続けると張力は著しく減少する。
　ST線維では酸化的リン酸によるATP生産能力が優れている。また，疲労に

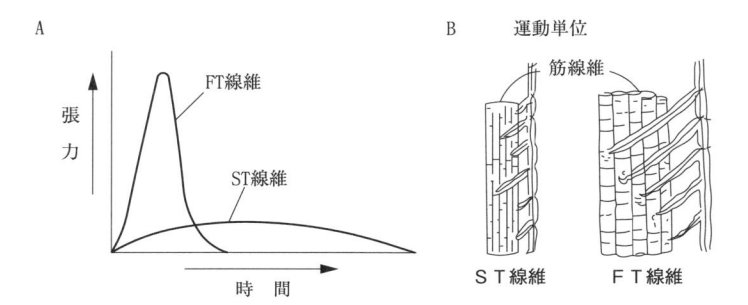

第6章 健康の維持・増進のための運動と処方

図6-3 STおよびFT線維の運動単位と機能特性(フォックス)
最大張力が発揮されるまでに要する時間はFT線維はST線維の約3分の1である(図A)。その理由の1つとしてFT線維を支配している運動神経はST線維の運動神経より大きいことがあげられる(図B)。

◀男性スポーツ選手の筋線維比率
持久的種目の選手にはST線維の比率が高く,筋力,パワー種目の選手はFT線維の比率が高い。(Burkeたち,Costillたち,Gollnikたち,Komiたち,Thorstenssonたちの論文よりフォックスがまとめる)

▼女性スポーツ選手の筋線維比率

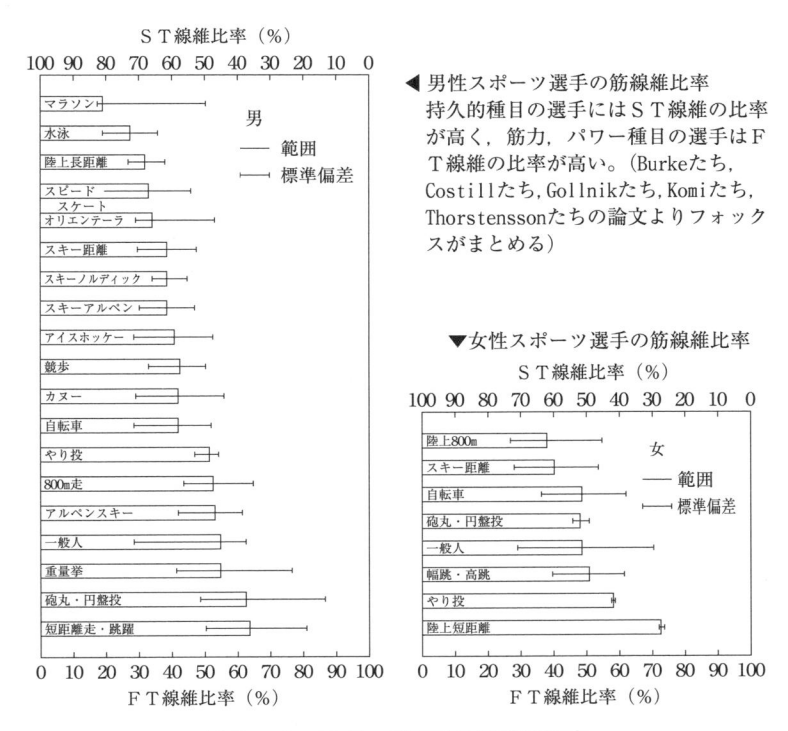

図6-4 スポーツ選手の筋線維比率

表6－1　筋線維の分類と特性

	筋　線　維				
	ST		FTa		FTb
収縮速度	遅い	≪	速い	＝	速い
酸化能力	高い	＞	中間	＞	低い
解糖能力	低い	≪	高い	＝	高い
疲労耐性	高い	＞	中間	＞	低い

≫は大きな差異があることを，＞は差異があることを，＝はほとんど差異がないことを示す。

勝田茂『入門運動生理学』杏林書院　1999

対して高い耐性があり，1時間以上連続的に収縮しても張力は低下しない。

④　運動エネルギー供給機構

　筋収縮のエネルギー供給は，図6－5に示すように多くの過程の組み合わせによって行われ，通常の運動でエネルギーは枯渇することがない。

　筋収縮の最も直接的なエネルギー源は，筋中に存在するATP（アデノシン三燐酸）という高燐酸化合物が分解されてADP（アデノシン二燐酸）に変化する課程で放出される多量なエネルギーである。この遊離エネルギーの60％が筋収縮の機械エネルギーになり，40％は熱エネルギーに転換される。筋収縮を繰り返すとATPの消費が多くなるが，筋中のATPの蓄積には限りがあり，それを補充する働きが必要となる。ATPを再合成する経路の1つは，CP（クレアチン燐酸）が分解してクレアチンと燐酸（P）になる過程でATPを合成するものである。この過程は，酸素を必要としないため無酸素性過程という。また乳酸の産生がみられないため，非乳酸性ともよぶ。

　もう1つの経路は，筋中のグリコーゲンが乳酸になる過程でATPを生産するものである。しかし，ある程度乳酸が蓄積されると，グリコーゲンの分解は停止される。この過程は，酸素供給のない状態で乳酸が蓄積されるため，無酸素的過程－乳酸性という。

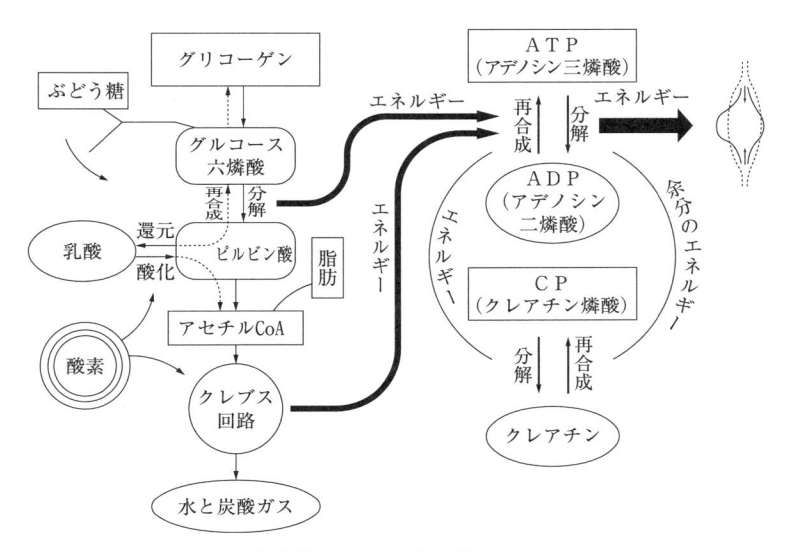

第6章　健康の維持・増進のための運動と処方

図6-5　筋活動のエネルギー供給システム（金子）

　酸素は，乳酸の分解や乳酸からグリコーゲンへの再合成，及び脂肪酸が二酸化炭素と水に分解される過程において利用される。この過程は，酸素を利用するため有酸素的過程とよび，この過程で生産されるATPは，通常の運動では枯渇することはなく無限である。

　以上これらのエネルギー供給過程と運動時間との関係についてみると，図6-6に示すように，30秒以内の運動はATP-CP系のエネルギーから供給され，運動時間が30秒から1分30秒になると，ATP-CP系と乳酸系のエネルギー供給も動員される。さらに時間の経過とともに1分30秒から3分以内の運動では，乳酸系と有酸素系のエネルギーが供給され，3分以上続く運動では有酸素系のエネルギーが供給される。

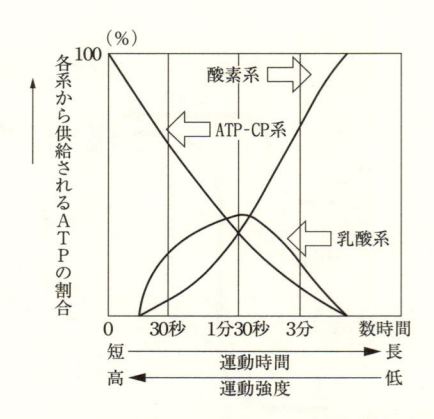

図6－6　エネルギー供給系と競技時間および運動強度
Fox,E.L.,Sports Rhysiology,W.B. Saunders　1979

5　無酸素運動と有酸素運動

1────無酸素運動

　無酸素性過程によって運動することであり，瞬間的に大きなパワーを発揮する運動は，酸素の供給がほとんど無い状態で行われる。すなわち初期酸素負債が最大酸素負債量を超過してしまい，長く持続できないような運動を無酸素的運動という。具体的には100m疾走，ウエイトリフティングなどがあげられる。

2────有酸素運動

　運動に必要な酸素が呼吸により十分摂取可能で，酸素需要と呼吸による酸素摂取量が等しい状態（定常状態）を長く維持できる運動をいう。この有酸素運動を遂行するには，肺，心臓，血管系，筋肉などの機能を効率的に活用することが必要であり，それはこれらの器官の機能を改善したり，高めることにつながる。したがって定常状態が続くような有酸素運動は，健康づくりに適している。

有酸素運動であっても，運動の初期にあっては無酸素的過程が利用される。この過程は筋細胞の内部の基質だけで行われる。この反応は極めて速やかに行われるため，エネルギーの供給が迅速である。このため運動の初期は，必ずこの過程が利用される。運動を開始して2〜3分経過すれば，筋細胞への酸素の供給が盛んになり，有酸素エネルギーが利用されるようになる。

第2節──ライフスタイルとスポーツ

ひと言にスポーツといってもその捉え方は様々である。自らが実施するスポーツもあれば，人が行っているのをテレビで見たり，競技場に行って観戦することもある。また，種々のスポーツイベントの企画や運営をして参加者を支えたり，スポーツの指導をすることもある。このように，スポーツに対する関わり方というものは人それぞれで，経験や価値観によって違うものである。だから決して無理を強いるものであってはならないが，人が約80年も生きることが不思議でない時代にとって，スポーツというものがいろいろなかたちで受け入れられ，人々の健康に役立っていることは事実である。自らのライフスタイルに合わせた，生涯にわたるスポーツとの関わり方を考えていくことが大切である。

1 身体の発育・発達

人が誕生してから約20年をかけて身体は発育・発達し成人となる。したがって，成人するまではこの発育・発達を十分に考慮した身体の動かし方をしていかなければならない。この経過を表した代表的なものがスキャモンの発育曲線である（図6-7）。これは身体の諸器官を4つに分け，成人の発育到達値を100%とした場合に各年齢の発育比がどれくらいかを表したものである。主な特徴として，リンパ系型（胸腺・リンパ節・扁桃アデノイド・腸管リンパ組織など）は出生後急上昇し，思春期初期には成人の約2倍近くにもなるが，その

後急速に低下して成人の大きさになる。神経型（脳・脊髄・眼球・感覚器官など）は出生後急速に発達し，6歳頃には成人のほぼ90％に達する。一般型（骨格・筋肉・内臓諸器官など）は出生後急速に発育し児童期にはゆるやかになり，思春期の頃に再び急速に発育する。生殖型（精巣・卵巣・子宮などの生殖器官）は，12歳頃までは成人の約10％程度のゆっくりした発育で思春期になって急激に発育をする。

身体の発育・発達には，遺伝的な要因と環境的要因が相互に作用しながら影響を及ぼしている。

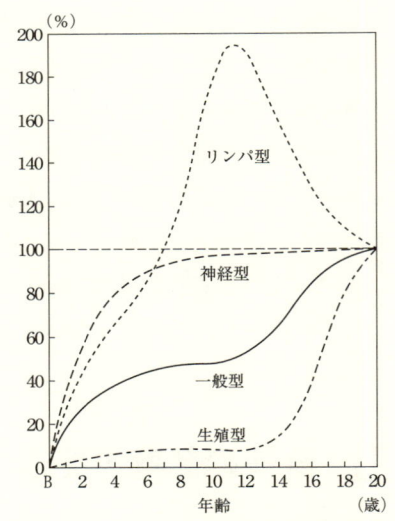

図6－7　スキャモンの発育型模式図
東京大学教養学部体育研究室『保健体育講義資料』
東京大学出版会　1988

② 加　齢

生体の構造・機能が時間の経過に伴って変化することを加齢現象という。人間の身体も成人後は衰え，中高年期の主な加齢変化として，外見の変化をはじ

第6章　健康の維持・増進のための運動と処方

め，生理機能や運動機能などあらゆる機能が低下する。図6－8は生理機能のいくつかを年齢的変化に応じて，30歳時を100としてその低下状態を逓減率で示したものである。加齢変化のスピードには個人差があるが，自己の加齢による変化を認識しながら様々な刺激を生体に与え続けることで，その速度をゆるやかにすることは可能である。

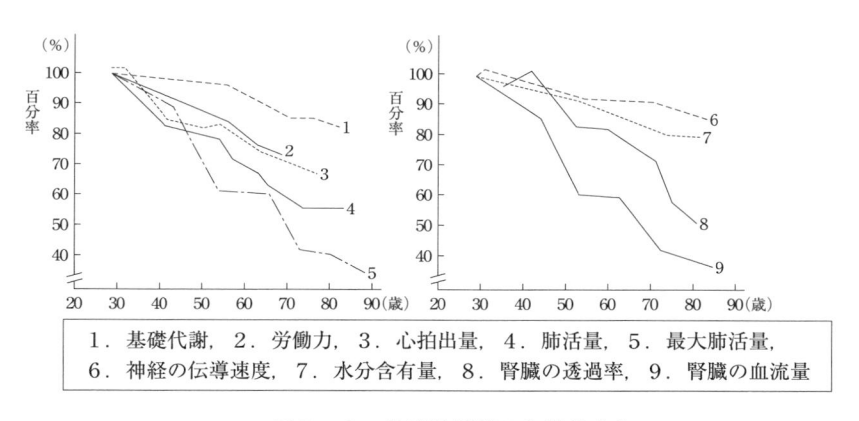

1．基礎代謝，2．労働力，3．心拍出量，4．肺活量，5．最大肺活量，
6．神経の伝導速度，7．水分含有量，8．腎臓の透過率，9．腎臓の血流量

図6－8　生理的機能の年齢的変化
横橋，田中他『健康学概論』大修館書店　1980

③ 精神の発育・発達

精神の発育・発達も身体と同様，それぞれの時期において特徴がみられる。
〈1　幼児期：2歳から6歳の初め頃まで〉
　この時期は身体的活動や知的行動の基本的なものが形成され，生活習慣の主なものが形成される時期でもある。いろいろなことに興味を示し，「あれはなに？」「なぜ？」などと盛んに質問するので，質問期ともいわれる。自己主張を強く行い，反抗・否認などが現れて，対応しにくくなる（第1反抗期）。その反抗も4歳頃を頂点として，徐々に協調的となる。

〈2　学童期：6歳から12歳まで〉

　8〜9歳頃まではまだ幼児期の名残りとしての自己中心性がみられるが，後半に入ると知的活動が盛んになる。そのため教育が容易であり，教育に適する時期である。知覚が急速に発達し，実際の事物を自分の欲求や感情から離れて客観的な存在として認識できるようになり，具体的な考えから，次第に論理的に考えるようになる。小学校5・6年生頃には道徳的判断ができるようになり，善悪の識別が明確となって批判的になる。

〈3　青年期：12歳から21歳頃まで〉

　精神的成熟や独立生活の可能性からみると，24歳を青年期の終わりと考える人もいる。この時期は，身体的・精神的発達が著しく，成人に依存していた学童期から自主独立する成人期への過渡期である。そこで身体の変化に対する適応，家族からの独立，友人への適応，将来の生活設計，人生観の確立など対応を迫られる事象が多く，種々の精神的・情緒的混乱が起こりやすい。青年期の大きな特徴の1つは，自己意識が確立することである。ことに思春期には，生理的変化とともに情緒が不安定となり，自己統御力が弱く，わずかなことに感動したり，反抗したり，怒ったりと感情の変化が激しくなる時期でもあるため，青年期は「嵐の時代」ともよばれる。青年後期になると，情操が発達して感情，情緒を抑制し，喜怒哀楽を極端に表すことがなくなり，情緒的成熟がみられる。しかし，現代社会の中での様々な要因が自我確立の困難を招いている場合も多く，そのことが精神病の好発年代である青年期に神経症性障害として発症することが少なくない。

〈4　成人期：21歳から60歳頃まで〉

　この時期は生産の時代ともいわれる。これまでに蓄積してきた能力や経験を生かし，様々な分野で優れた足跡を残した人々のほとんどがその仕事をこの時期に完成している。しかし，苦労や困難もまたひとしおであるため，精神的ストレスは大きい。例えば職場での人間関係，仕事の量や質の悩み，仕事への適性や昇進問題，家族への責任感など，乗り越えなければならない多くの課題を背負うときである。成人期はこのように人生にとって最高潮のときであると同

時に，将来への不安を秘めている時期でもある。こうした大きな負担を抱えた過程を無事に乗り越えることができれば，心に張り合いを感じ，充実した体験となって，精神的に安定した老年期を迎えることができる。

〈5　老年期：60歳から〉

　老年期になると心身がともに衰退するうえ仕事からも離れるので，老年期における新しい適応が問題となる。この適応がうまくできないと失望感がつのり，不幸な気持ちにおそわれることになる。老年期は考え方が自己中心的となり，短気，わがまま，かたくななどの傾向が表れやすい。感覚が鈍くなるにつれて周囲の世界から孤立していく。また，新しい事柄に対する興味も減退し，これを受け入れる力も低下するので保守的となる。老年期に適切に適応するためには，以下のことが役立つであろう。①老人に適した仕事をし，社会の一員であるという確信を持って働くようにする。②悩み，不安，精神的緊張を取り除く。③趣味や娯楽を生かし，生活を楽しむ。④それぞれの年齢にふさわしい満足を求めるようにする。などがあげられる。

4　ライフステージにおける運動の在り方

　生涯にわたって人々がスポーツに親しむようになるためには，身体の発育・発達に応じた刺激を与え，各ライフステージにおいて適切な身体の動かし方を会得しておくことが大切である。

　表6-2は学童期から青年期にかけての運動のねらいを示したものである。このねらいに基づいて身体を動かしたり，トレーニングを実施することにより健康な身体をつくることができ，自然にスポーツを親しむようになっていく。

　しかし，過度にやりすぎると外傷や障害の原因になったり，バーンアウト（燃え尽き症候群）につながることもあるので注意する。重要なことは，生涯スポーツにつながるような多くの体験や学習を幼年の時期から積んでいくということである。この時期に身体を動かすことが億劫になったり，運動が嫌いになってしまうことの弊害は大きい。

表6-2　発育・発達に応じた練習・トレーニング

主として関与する器官 (発達の著しい器官)	年齢の目安	主　眼	練習・トレーニングの目安
神経・筋系	11歳以下	上手になること	様々な運動やスポーツを体験させて基本的な動作を身につけさせる
筋・呼吸循環系	12～14歳	ねばり強くなること	長時間(20～30分)一定のスピードで運動を継続するようなトレーニングを加える
筋・骨格系	15～18歳	力強くなること	重量物を負荷するようなトレーニングを加える

宮下充正：子どものからだ，東京大学出版会，東京，p.159-163,1980を改変
井形高明他『新・子どものスポーツ医学』南江堂　1997

　中高年期は，加齢による身体や精神の変化が著しい時期である。運動のねらいも生活習慣病予防といった健康づくりが中心になる。この時期は体力・精神力ともに個人差が大きいため，常に自分の状態を正確に把握し，その上で個々の目的や目標が達成できるよう，それぞれの価値観でスポーツを実施すればよい。

第3節──健康づくりのための運動処方

　健康の維持・増進には，栄養・運動・休養という3要素それぞれの充足とバランスが重要であることはいうまでもない。この3要素は，どれも個人で実践することができ，意識のもちかたで改善可能なものである。しかし，実際に取り組むとなると，運動の実践は他の要素と比べて最も容易ではないと思われる。人間はおなかが空けば何かを食べたい，あるいは疲れたら休みたいという欲求に基づいて自然に行動へと移すことができる。しかし運動の場合は，よほど運動が好きな人か，すでに習慣化されている人，もしくは必要にせまられ強制的に運動しなければならない人でない限り，積極的に運動することがないものである。健康の維持・増進のために運動が必要なものであるということは，

現代人にはすでに認識されているといっても過言ではない。それよりもむしろ運動実践のきっかけづくりや運動の仕方に関する知識・情報を提供し，人々が気軽に実践できる環境づくりに力を注ぐべきである。ここでは，運動処方の理論と実践方法について述べる。

1 運動処方

運動を始めようとするとき，実施する者の目的をより効率的・効果的に達成することができるように運動の内容を定めることを運動処方という。運動は，ただやみくもに実践さえすれば効果が得られるというものではない。医師が患者の病状にあった薬を処方するように，運動も実施者にあった内容でなければならない。また処方すべき領域は，実施者の身体条件や運動の強度によって違ってくる（図6－9）。

健康や体力づくりをねらいとして行う運動の基本は，
①安全であること（安全性）
②効果があること（有効性）
③継続できること（継続性）
であり，日常生活の中に習慣化されるものでないと効果が期待できない。

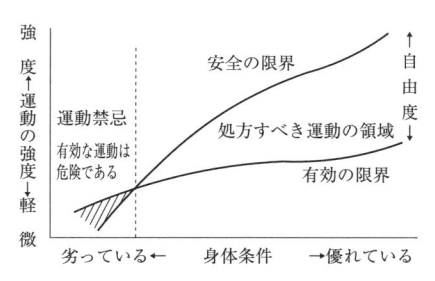

図6－9　処方すべき運動の領域
小田清一『健康づくりのための運動ハンドブック』第一出版　1987

2 運動処方の手順

運動処方の際には，その運動を実施者がより効率的・効果的に実施できるよう，様々なデータを収集する必要がある。図6－10は運動処方の基本的な流れを示したものである。運動を始める前に，個人の運動歴や生活状況などの問診をはじめ，運動負荷検査を含めた内科的・整形外科的な面からの医学的な検査

```
(運動経験を有する人)
```

運動実施のための個人資料 → 一般健康診断メディカルチェック → 運動のためのメディカルチェック → 運動する準備期間 → 体力診断運動負荷テスト → 運動処方の作成 → 運動処方に基づく運動の実施

(6か月～1年ぐらいごとに再度実施)

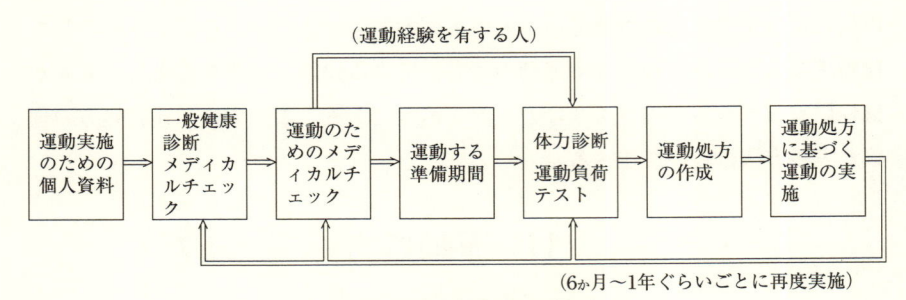

図6－10　運動処方の手順
体育科学センター編『健康づくり運動カルテ』講談社　1977

（メディカルチェック）を受けることが望ましい。特に運動経験の少ない人や中高年者など，久しぶりに運動に取り組もうとしている人は徐々に身体を慣らしていく準備期間を設けることも大切である。

③ 運動処方の内容

　運動処方の具体的な内容として最低限決めなければならないことは，①種目②強度③時間④頻度の4つである。
　①の種目は，基本的に自分の好きな種目，関心や興味のある種目を選べばよい。ただ何を始めてよいのか見当がつかない場合は，有酸素的な運動をすすめる。「ウォーキング」「ジョギング」「サイクリング」など，1人でも気軽に始められる種目がよいだろう。
　②の強度（負荷）は，実施者の有酸素能力の約50～70％の酸素を消費する程度の運動に効果がみられる。しかし一般的に個々の有酸素能力を測定できる機会はあまりないと考えられるので，1つの目安として表6－3を活用するのもよいだろう。強度（負荷）の設定の仕方はさまざまな方法があるので他の専門書（『スポーツ科学論』みらい　2004）を参考にしてもらいたい。
　③の運動効果が期待できるのは定常状態のままで運動を継続したときである。この定常状態に達するまで約3～5分かかるので，5分程度の運動では不十分

第6章　健康の維持・増進のための運動と処方

表6-3　運動強度と年齢別心拍数との関係（拍／分）

強度（％）＼年齢（歳）	20～29	30～39	40～49	50～59	60～
100	190	185	175	165	155
90	175	170	165	155	145
80	165	160	150	145	135
70	150	145	140	135	125
60	135	135	130	125	120
50	125	120	115	110	110
40	110	110	105	100	100

体育科学センター　1976

である。最低でも20～30分続けるか，1回10分間程度の運動を1日に3回という具合に分けて実施する方法でもよい。いずれにしても強度に応じて時間を設定する。

④の頻度は，毎日実施（習慣化）できることが理想である。自分のライフスタイルに合わせて1週間単位で実施できる回数から始め，徐々に増やしていけばよい。

④　運動の実際例

安全で確実に効果が得られ，長く継続できる運動を見つけられれば自分の健康を守っていくことができる。ここでは，「いつでも，誰でも，どこでも」取り組むことができる最も基本的な運動をあげてみる。

1────体　操

歩く・走る・投げるなど人間の基本的な動きを発展させるために系統立てて作られたもので，身体活動の文化財といえよう。行う人のねらいによって様々な体操が作り出され，号令や合図，音楽などに合わせて行われていることが多い。主運動の実施前後はもちろん，体操そのものが主運動にもなる。動き一つ

ひとつに意味があるので正確に実施することが大切である。

　我が国には，代表的なものにラジオ体操がある。時代の流れとともに新しい形式の体操が数多く誕生し，ラジオ体操の実施も減少傾向である。しかし，音楽が流れれば老若男女が一斉に実施できてしまうほど国民に身についているラジオ体操は，今後も大いに活用し，健康づくりに役立てていきたいものである。

　２───ストレッチング

　ストレッチングも体操の１つであるが，定義づけるとすれば，筋肉や腱を伸ばしながら一定時間そのままの姿勢を保ち続けることをいう。主運動の実施前後に行われ，柔軟性の向上や怪我の予防に役立つ。実施の際の留意点として，①反動をつけない②呼吸を止めない③張りを感じるところまで伸ばす（痛みを感じない程度）④伸ばしている筋肉を意識する，などがあげられる。

　１人でも実施できるが，２人で互いに相手の力を利用しながら実施してもよい。ただ，２人で行う場合には，柔軟度の低い方に合わせて実施しないと危険を伴うので注意する。

　３───ウォーキング（歩行）とジョギング（走）

　ウォーキングもジョギングも人間の基本動作で移動運動である。歩くリズムのことを「歩調」といい，１分間当たりの歩数によって決まる。普通のペースでおおよそ１分間に80～100歩程度，120歩以上になるとかなり速いペースになる。１歩で進む距離のことを「歩幅」といい，おおよそ自分の身長から100をひいた値を目安にすればよい。「歩調×歩幅＝歩行能力」として知っておくと活用しやすい。

　ジョギングは両足とも地面から離れている状態があるため，地面から受ける反力が大きい。歩行が体重の約1.4倍～1.5倍であるのに比べ，走行時は約３～５倍である。したがって運動として消費するエネルギーはジョギングの方が大きいが，その分膝への負担も大きく，運動することに慣れていない人は注意が必要である。加齢とともに歩き方や走り方は変化する。「老化は脚から」とい

われるように，下半身の筋肉は上半身に比べて約2倍のスピードで衰えていくので，日頃から脚を鍛えておくことが肝要である。そのための運動として，ウォーキングは最も取り組みやすいものとして推奨されるのであるが，ただひたすら歩けばよいというものではなく，効果的な歩き方をしなければ成果はあがらない。そこで，ウォーキングを実施する場合の留意点を述べる。

◆**実施前後の体調チェック**

体調は常に変わりやすいものである。どんなに運動に慣れている場合でも過信せず体調をチェックし，調子の悪い時は実施しないこと。

◆**準備運動・整理運動の実施**

準備運動を実施する人は多いが，整理運動は怠られがちである。運動後の呼吸を整えたり，疲労を早く回復させるために整理運動は必ず実施する。

◆**環境に合わせた服装**

暑さ，寒さにあわせて調節しやすい服装にする。靴は自分の足型に合った歩きやすいものを履く。帽子も頭の保護のために必ずかぶること。

◆**水分補給**

こまめに水分を摂れるように準備しておく。

◆**姿　勢**

▷背筋を伸ばし，視線は10〜20m前方を見る

▷肘を軽く曲げ，腕全体は大きく振る

▷かかとから着地し，つま先で蹴る

足腰を鍛えるためのウォーキングは常に自分で意識して歩くことが大切で，できる限り速く，そして力強く，はつらつと歩くと効果的である。

4──── レクリエーション

レクリエーションは，子どもからおとなまでどのような対象者でも気軽に実施できるので，様々な分野で活用されている。数多くのゲームやニュースポーツがあるが，具体的な種目や種類などについては専門書を参考にしていただきたい。これらは「遊び」の要素がたくさん含まれており楽しく実施できるため，

継続しやすいことが利点である。

5 運動を継続するために

運動の習慣化は容易ではない。その方策として，まず実施者は最初から「運動を続けよう」という気持ちをもって始めること，そして実現可能な目標を立てること，安全で正確な運動の仕方を学習することなどが考えられる。健康づくりのための運動というものは，強制的に実施させられたり，必要に迫られて仕方なく実施するといった悲壮感が漂うような状況の中では継続できない。運動を実施することでその時間が楽しいと感じられたり，仲間ができたりすることによって継続が可能になるのである。そういった意味では，自ら取り組める好きなスポーツが1つでもあれば，自分の健康を守るためにそのスポーツを役立てていくことができる。生涯を通じて，多くの人がそのようなスポーツとの関わり方ができるよう願うばかりである。

第4節──運動実施上の諸注意，怪我の予防

　運動実施直前の健康チェックを行うことが重要であり，特にその日の自己の身体状況をチェックすることにより，運動の内容を定める。体調が不調の時は運動の内容を軽くしたり，休みをとるなどの配慮が必要である。また，運動時には適切な水分補給をすることや，環境条件にも配慮することが重要である。特に真夏の炎天下では，運動を行っている者や幼児，高齢者は体温調節能力が低いことから熱中症にならないように注意を要する。

　怪我の予防としては，柔軟体操やストレッチングなどウォーミング・アップを十分に行う，体調が悪いときは無理をしない，自分に合ったレベルでの運動を行う，無理な動作をしない，などがあげられる。

　障害の予防法としては，障害が完治するまで休息をとる，過去に障害を起こ

した部分あるいは現在の障害部に対し，テーピング（後述）またはキネシオテープによって腱や靱帯などを補強する，運動時に負荷のかかる部分の血流をよくし，マッサージをする，無理な姿勢での運動を避けるなどがあげられる。

1 熱中症

　熱中症とは，暑熱環境で発生する障害の名称である。熱中症には熱失神，熱疲労（熱疲憊），熱痙攣，熱射病などに分けられる。特に熱射病については手当てが遅れると細胞・臓器障害に陥り，死亡することがある。

　熱中症の発生には，気温，湿度，風速などが関係し，決して気温が高くなくても湿度が高い場合や，梅雨明けの急な暑い日などにも起きるので注意が必要である。

1 ── 熱中症の症状

◆熱失神

　皮膚血管の拡張により，脳への血流が減少する症状。失神，めまい，顔面蒼白，しびれなどがみられる。

◆熱疲労

　大量の発汗や，発汗に対して十分な水分補給がされない状態の脱水症状。疲労感，脱力感，めまい，頭痛，吐き気がみられる。

◆熱痙攣

　大量の発汗があったにも関わらず，塩分を含まない水分補給を行うことにより，血液の塩分濃度が低下して起こる症状。足，腕，腹部などに，傷みを伴った痙攣が起こる。

◆熱射病

　体温の上昇によって中枢機能に異常をきたした症状。意識障害（応答がない，言動がおかしい）などが起こり死亡率が高い。

2 ── 熱中症の予防

熱中症予防のための運動指針として「熱中症予防8か条」[8]が示された。

表6－4　熱中症予防8か条

1. 知って防ごう熱中症
2. 暑い時，無理な運動は事故のもと
3. 急な暑さは要注意
4. 失った水と塩分取り戻そう
5. 体重で知ろう健康と汗の量
6. 薄着ルックでさわやかに
7. 体調不良は事故のもと
8. あわてるな，されど急ごう救急処置

② テーピング

テーピングが日本に紹介され，本格的に使われはじめたのは，1975年リチャード・マクラレア氏によるテーピング講習会が行われて以来のことであり，以後スポーツ界に普及してきた。

テーピング法には様々な方法が考案されているが，基本的な方法は共通している。いずれも人体の構造を理解した上で正しい知識や技術を習得し，使用すべきであることはいうまでもない。

1 ── テーピングの目的

テーピングは，正式にはアスレティックテーピングのことであり，一般的に「テーピング」といわれている。このテーピングとは，収縮性の少ない白い綿の粘着性テープを関節に巻き，関節の動きを制限または固定することであり，その目的は次の5項目に大別できる。

〈1　傷害（外傷）の予防〉

スポーツ種目により傷害を受けやすい部分があり，その部分を事前に補強す

る。また，偶発的な事故により怪我を起こすことがある。その怪我から復帰したときに再発を予防するためや再発の不安感をなくすためテーピングする。

〈2　受傷直後の応急処置〉

　捻挫，肉離れなど損傷部位の固定や腫れを防止するための圧迫を目的としてテーピングを用いることがある。

〈3　受傷後の機能訓練の補助〉

　損傷した靭帯は，痛みや腫れがなくなっても受傷以前より緩んでいたり，強度が落ちていることがある。そこで損傷した靭帯の強度を補うとともに損傷部位を保護するためにテーピングする。

〈4　傷害の再発防止〉

　受傷後のリハビリテーション，リコンディショニングの時期や完治してスポーツに復帰した後，再び同じ個所を傷めることがある。そのようなことから，再発の防止，再発の不安感を取り除くためにテーピングする。

〈5　関節の過柔軟性の保護〉

　先天的に関節が異常に柔らかく，手指や肘などが過伸展している場合，足首が緩く関節不安定の場合などにテーピングを用いる。

2───テーピングの注意点

①正しい診断に基づき，正しい方法で使用する。

②テーピングを使用する部分に体毛が多い場合は剃り，また必要に応じてアンダーラップを用い，皮膚の保護をする。

③適度な緊張を加えながら，身体のラインに合わせ，しわのないように貼る。

④テーピングの基本的な順序は，アンカーテープ，サポートテープ，ロックテープの順である。

⑤テーピング施行後は，血行障害，神経障害などがないか，運動制限ができているか調べる。

3————テーピングの実際

〈1 足首のテーピング〉

① 足首を90°に保ちアンカーテープを貼る。

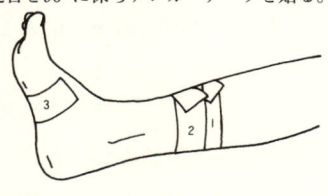

② スターアップ（内側から踝と踵を通り，外側へ）とホースシュー(5)を交互に貼る。

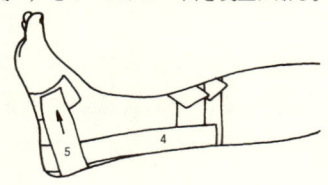

③ 3本目のスターアップを貼った後，ホースシュー・テープをアンカーまで貼る。

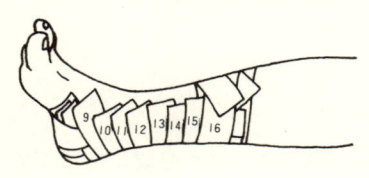

④ アンカー(19)，(20)を貼る。

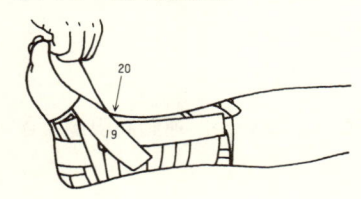

〈2 肘関節のテーピング〉

① アンカーテープを上腕二頭筋と前腕部に貼る。

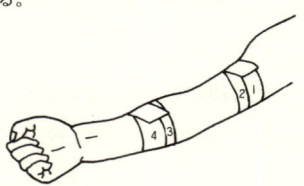

② 前腕部から(5)のテープを上腕部に向かって貼る。同様に(6)，(7)をX状に貼る。

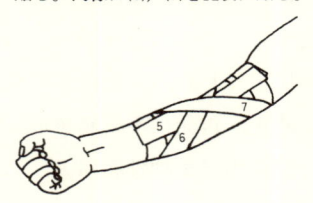

③ (8)，(9)もX状に貼る。

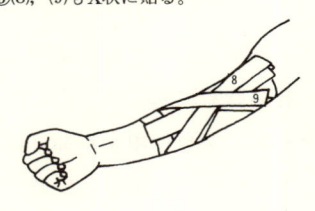

④ X状テープを固定するため，アンカーを貼る。 ((10)～(13))

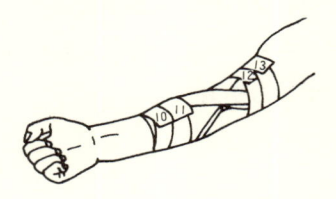

第6章 健康の維持・増進のための運動と処方

〈3 指の基節関節のテーピング〉

①手首を一周して患部の関節を通り，ターンして手首に戻る。

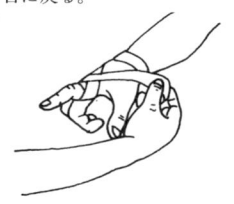

②手の掌部を通って，①と同様に行う。

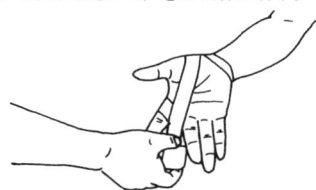

③

④完成図

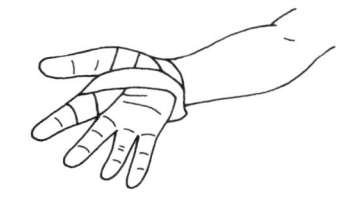

〈4 中指関節のテーピング〉

①指の内外部分にテープを貼る。

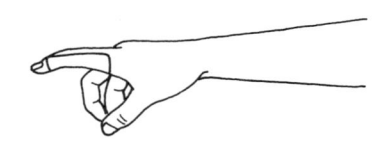

②基節関節から2指関節を通って末節関節へターンして貼る。

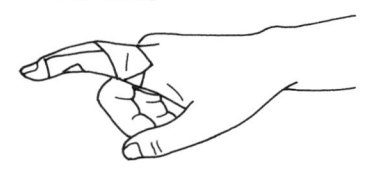

③②と同様に反対方向に貼る。

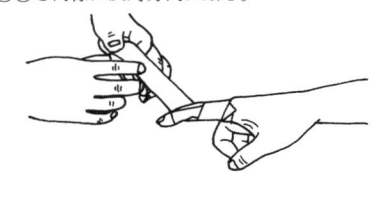

④元の部分と末節関節部を，テープで一周して貼る。

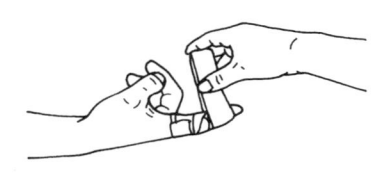

141

3　スポーツマッサージ

1────マッサージの種類と目的

　一般にマッサージとは，人の手（時には足）または特殊な器具を使い，一定の手法や方法によって，被施療者の皮膚に摩擦，圧迫，揉むなどの力を与えて，疾病の治療や疲労の回復を図る方法の1つである。マッサージはその行う目的によって，医療マッサージ，保健マッサージ，スポーツマッサージ，産業マッサージ，美容マッサージなどとよばれているが，手法そのものが異なるものではなく，それぞれの目的に適した方法を選んで行うものである。

2────スポーツマッサージ

　スポーツマッサージは，スポーツマンの競技にそなえてのコンディショニング（調整）が目的である。つまりトレーニングによる疲労の回復を図ることが主目的である。時にはウォーミングアップの補助として施すこともある。医療マッサージをスポーツ傷害に対して実施する場合もスポーツマッサージとよぶことがある。

　スポーツマッサージは手法によるマッサージだけではなく，時には器具を使うマッサージ，理学療法や体操療法などを併用して効果を図るが，疲労回復あるいは治療のためと，利用目的も異なるので，当然効果のある場合もない場合もあるし，時には害になることすらある。例えば受傷直後（捻挫，肉離れ，打撲など）は，組織内出血による腫れ，局所の発熱などの炎症症候をきたすため，マッサージをすると炎症を強めることになる。その他の禁忌として，感染症の罹患時，有熱時，皮膚病，痛みの激しい時，飲酒時，医師に止められている場合などは実施してはならない。マッサージをする場合については，他の専門書に譲るが，目的に合わせて正しく処方することが大切である。

第 6 章　健康の維持・増進のための運動と処方

引用・参考文献

1）猪飼道夫『日本人の体力』日本経済新聞社　1967
2）森基要他編『21世紀の健康学』みらい　1996
3）水野かがみ他著『スポーツ科学論』みらい　2004
4）井形高明他編『新・子どものスポーツ医学』南江堂　1997
5）田島直也他編『中高年のスポーツ医学』南江堂　1997
6）米国立老化研究所・東京都老人総合研究所運動機能部門著
　　『高齢者の運動ハンドブック』大修館書店　2001
7）宮下充正『あるく』暮らしの手帖社　1997
8）日本体育協会「スポーツ活動中の熱中症ガイドブック」1999
9）勝田茂編著『入門運動生理学』杏林書院　1999

第7章
運動の効果と積極的休養

第1節──心肺機能と運動

1──酸素摂取と運動

日常生活においては，1分間におおよそ200～300mlの酸素が必要である。酸素は呼吸により肺に取り込まれ，肺胞において血液中に拡散し，血中のヘモグロビンに結合して諸器官の細胞へと運ばれる。運動を開始すると，筋活動とともに体内への酸素の需要が増加する（図7-1）。このため呼吸数が増加し，多量の血液を送るため心拍数が増加するとともに，心拍出量の増加がみられる。

運動強度が中等度の場合は，酸素需要量と酸素摂取量とは一致する。これを定常状態という。定常状態での運動は，長時間持続させることができ，健康によい運動の強度といえる。運動強度が大きくなるにつれ，酸素摂取量が酸素需要量に追いつかなくなり酸素不足が生じるが，運動後に償却することで，酸素不足のまま運動を続ける。したがって運動時間は短くなる。運動後には酸素を償却しなければならず，これを酸素負債という。

2──酸素摂取と心拍数

運動中，体内に摂取される酸素摂取量の単位時間（1分間）当たりの最大値を最大酸素摂取量（$\dot{V}O_2max$）という。これは呼吸・循環機能の能力及び有酸素性機構にかかわる持久的運動能力を示す指標として，広く用いられている。男女ともに20歳頃がピークとなり，加齢に伴って低下する。なお女子は男子の約70％低い値になる。また，持久的な種目のスポーツ選手はこの値が非常に高く，一般人に比べて50～70％も多い。

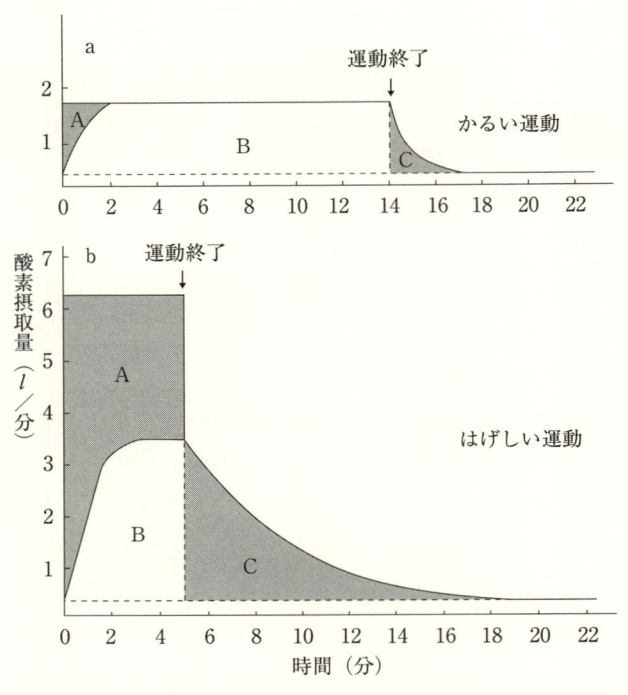

運動中摂取できなかった酸素は(A)，運動後に補われる(C)。
運動後に過剰に摂取される酸素を酸素負債量という。

図7−1　運動中の酸素摂取量（進藤，1973）[4]

◆酸素の功罪──注目集める活性酸素

　運動中に体内に取り込まれた酸素は，筋組織へ運搬され，有酸素性のエネルギー産生過程に利用される。酸素の電子対が崩れて反応性が高まり活性化したものを活性酸素といい，スーパーオキシド，過酸化水素，ヒドロキシルラジカル，一重項酸素の4種類がある。これらの活性酸素は，反応性が高いので健康な細胞や酵素を損傷するため，酸素毒ともよばれている。運動によって体内への酸素摂取量が増すにつれて，活性酸素の生成は増加する。しかし生体は，発生した活性酸素を速やかに除去し，脂質の過酸化やDNA損傷を防御するとともに，修復する機構を備えている。したがって運動をすると，その際発生する

活性酸素によって筋肉，内臓の炎症や損傷が蓄積するというおそれはまずないといってよいし，運動のストレスや体温上昇などの要因によって活性酸素による損傷が加わって，スポーツマンが短命であるという説の根拠は乏しい。

心臓が単位時間（1分間）に行う拍動数を心拍数という。心拍数は，心筋の興奮に伴う電気的変化（活動電位）を，胸部に張りつけた2点間の電極の電位差として増幅し，そのときのR波（図7-2）を単位時間当たりに記録した数である。心拍数を計ることで運動中の運動強度や循環機能の変化を簡単に知ることができる。

一般に安静時の心拍数は，60～70拍／分前後であるが，持久的な運動の鍛練者になると40拍／分前後になる人が少なくない。

運動中の心拍数の最大値は，年齢とともに低下するので，最大心拍数は

　　最大心拍数（HRmax）＝220－年齢

で表される。

また，血管は，心臓から送り出された血液が血管内を流れる際，その圧力によって拡張したり収縮したりする。一般に橈骨動脈，頸動脈のように比較的表在性の部分がある動脈では，血管壁の振動を手で触診することができる。この数を単位時間（1分間）当たりで計ったものを脈拍数という。

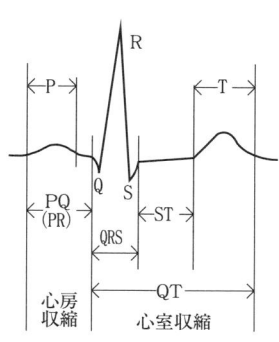

図7-2　正常心電図

朝比奈一男他『現代保健体育学大系7　運動生理学』
大修館書店　1969

3 ── 心臓と血液量

　心臓から駆出される血液の量を心拍出量という。運動の開始とともに心臓の活動は高まり，それが激しくなるにつれ心臓から送り出される血液量（心拍出量）も，ほぼ比例的に増加する。この心拍出量の増加は，肺胞毛細血管を通過する血流量を増大させ，肺胞からの酸素拡散を速め，組織への酸素の運搬を容易にする。一般成人の1回の拍出量は50〜80mℓで，最大値は男子で120〜130mℓ，女子で100〜110mℓである。運動選手になると160〜170mℓに達するという。

　安静時の1回拍出量（SV）を70mℓ，心拍数（HR）を65拍／分とすると，心拍出量（$\dot{Q}$）は，

$$\dot{Q} = SV \times HR$$

で表され，1分間当たり4.5ℓの血液が心臓から送り出されることになる。

4 ── スポーツ心臓〔athletic heart〕

　スポーツ心臓とは一般に身体活動を継続的に行った結果起こる身体的・機能的・形態的変化を総称した概念である。つまり長期間にわたって持久的な激しいトレーニングを行ったスポーツマン（マラソン選手，スキー選手，ボート選手など）に心拡大が認められたので，これをスポーツ心臓という。名づけたのはHenschen（1899年）である。スポーツマンの心臓は大きく，心容積の大きい人ほど，一般に心拍出量が多く，また最大酸素摂取量も多い。これらの心拡大のほとんどは，心機能が良好なこと，スポーツ中止により拡大が消失することなどにより，生理的現象による適応と考えられる。しかし，中には病的な拡大（肥大型心筋症・心臓弁膜症）も希にあるので注意を要する。

第2節 ── スポーツ・運動の効果

　人間は外界に対して適応する能力をもっている。フランスの生物学者ルーは，生体諸機能に対して「能動性発達」「不能動性萎縮」「可能動性障害」をルーの法則として説いている。つまり，人間の身体は適度に使えば発達する。運動を

第7章　運動の効果と積極的休養

定期的に継続して実施していると，我々の身体は運動刺激に対して適応し，様々な変化が生じてくる。この変化の多くは，健康・体力にとって有益なものである。

1　生理的効果

1────筋組織への効果

▷筋線維が縦裂し，筋線維の数が増加する。しかも肥大し，筋肉量が増大する。筋力は筋の断面積に比例するので，この変化は筋力の増大をもたらすことになる。

▷筋組織の毛細血管が増し，筋血流量が増加することにより，筋への酸素運搬能力が向上する。この変化は筋持久力の向上につながる。

▷筋組織内の呼吸系酵素の活性値及びミオグロビンが増加する。つまり筋組織レベルで，より有酸素的にエネルギーを供給できるようになる。

▷筋組織内のエネルギー源であるATP（アデノシン三燐酸），CP（クレアチン燐酸），グリコーゲンなどの貯蔵量が増加する。これは無酸素的運動能力の向上につながる。

▷神経系の改善により，今まで動員されなかった筋線維が新たに動員されるようになり，筋力が増す（図7-3）。

2────呼吸・循環系への効果

▷最大運動時の心拍出量，1回拍出量，動静脈酸素較差が増加し，また最大換気量や肺拡散能力も増加する。このため肺からより多くの酸素を血液中に取り込み，それをより速く，より多く筋組織へ運搬できるようになる。その結果，最大酸素摂取量が増加し，有酸素的運動能力の向上がみられる。

▷最大運動時の心拍数，血中乳酸値が減少する。これは同一の作業を行う場合，より有酸素的に作業が行えるようになったことを意味する。

▷血液量，総ヘモグロビン量が増加することによって，より多くの酸素を血液

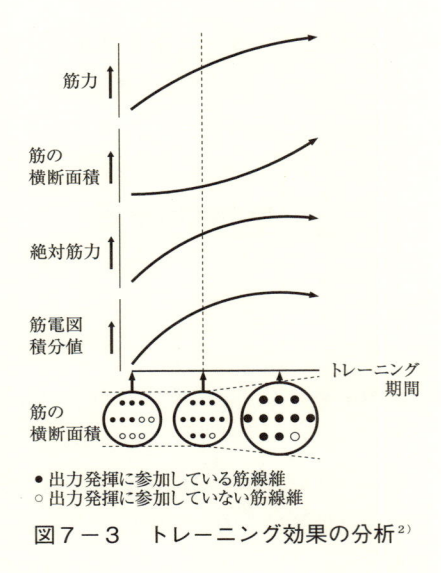

図7-3　トレーニング効果の分析[2]

　中に取り込むことができ，有酸素的運動能力の向上につながる。
▷心容積，心重量が増大し，心機能が強化され，スポーツ心臓が形成される。
▷LT（乳酸閾値）が高まり，より高い強度の運動が長時間続けられるようになる。LTが高いほど持久性が優れている。

2　体力に及ぼす効果

　前述のように，生理機能の変化は当然のことながら体力の向上をもたらすことになる。体力要素である筋力，スピード，持久性が強化され，総合的な体力の向上が得られる。
　文部省（現文部科学省）の調査（図7-4）をみると，よく運動を行う者とそうでない者とでは，明らかに前者の方が高い体力点を示している。

第7章　運動の効果と積極的休養

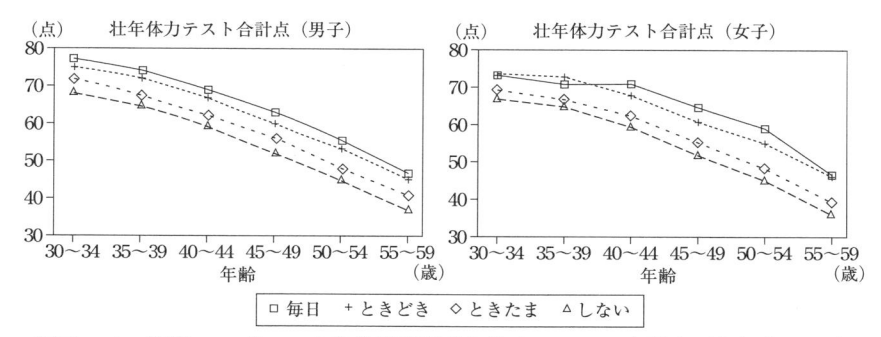

図7-4　運動・スポーツの実施状況別壮年体力テストの合計点（文部省 1994）

③ 生活習慣病の予防に及ぼす効果

　生活習慣病は，40歳頃から発生しやすくなる慢性の病気の総称である（第3章第4節参照）。運動と密接な関係が認められるのは，冠動脈性疾患（心筋梗塞，狭心症）で，運動が予防に効果的であることが多くの研究で証明されている。

　また動脈硬化は，高血圧症や冠動脈性疾患を引き起こす原因にもなる。動脈硬化はコレステロールの動脈内壁沈着によって起こるといわれ，HDLコレステロールは動脈硬化の進行を抑制する働きがあり，一方，過度のLDLコレステロールは動脈硬化を促進するという。図7-5はランニングを行っている鍛錬者と運動を行っていない非鍛錬者の血清コレステロールの平均値を比較したものである。このように鍛錬者は非鍛錬者に比べて，LDLコレステロール値が低く，HDLコレステロール値が高い。つまり，日頃運動を行っている者は，動脈硬化を起こしにくい状態にあるといえる。したがって日頃から運動を継続して行うことは，動脈硬化の進行を遅らせることになる。この動脈硬化の予防は，高血圧症や心疾患の防止にもつながるものである。

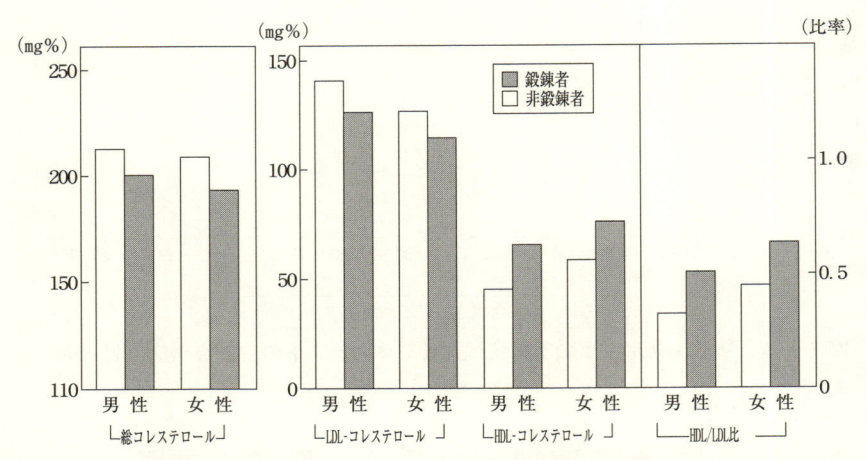

図7-5　鍛錬者と非鍛錬者のコレステロール及び動脈硬化指数(HDL/LDL)の比較[3]
　　　　Woodら，1977の表を筆者が図示

④　運動と寿命

　スポーツ選手の寿命についての調査は，これまでにいくつか行われたが，研究方法の困難性から，今日に至ってもスポーツ選手の寿命が長いかどうかは明らかになっていない。過去に熱心にスポーツをした人の寿命が，そうでなかった人より有意に長いという報告と，両者間に差がないという報告があるからである。

　寿命の長さに影響を及ぼす要因は数多く，若い時に運動したかどうかということはその中の一要因に過ぎないので，一定の結論が出にくいものと思われる。ただし大相撲力士は寿命が一般人より約10年短いことが知られている。

　スポーツ選手ではないが，運動の程度と死亡率についてみたものを図7-6に示す（男性対象）。運動をよく行っている者は運動を行っていない者より死亡率が低くなっており，しかも，この関係は高齢になるほど明確に現れている。したがって運動を継続することにより，死亡率を低下させ得ることになり，運動は寿命と深く関係しているといえよう。

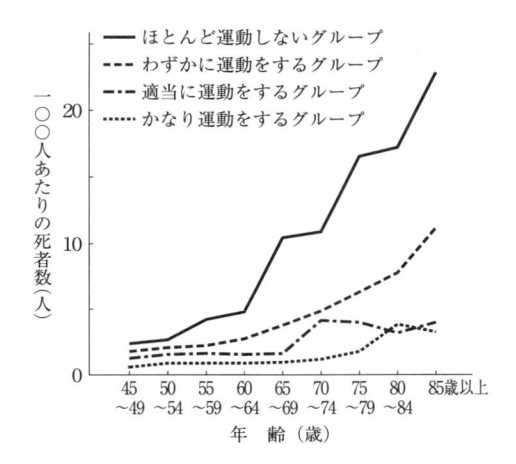

図7－6　運動する，しないで死亡率が違ってくる
E.C.ハモンド,L.ガーフィンケル『冠状動脈硬化症』　1964

5　自覚的な効果

　運動は，前述したように身体的な効果のみにとどまるものでなく，自覚的にも効果をもたらす。図7－7に示すように，1年間運動を継続した後，多くの自覚症状が半減したことを示す。このように運動は精神的ストレスなどによる不定愁訴を軽減することも見逃せない効果である。
　その他の効果として，肥満の防止，糖尿病の防止に運動の効果が認められており，さらに骨や靭帯の強化にも効果を発揮する。

図7-7　運動の効果　(池上)

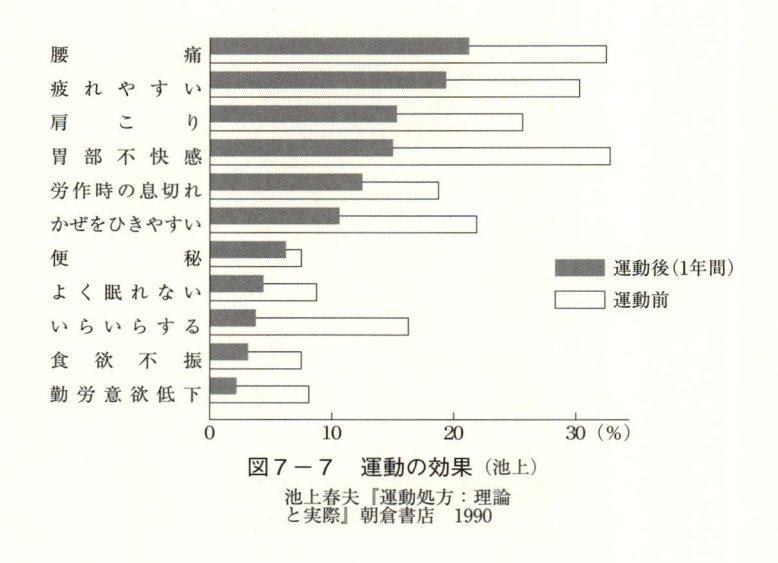

池上春夫『運動処方：理論と実際』朝倉書店　1990

第3節──疲　労

1──疲労とは

　疲労とは，「肉体的または精神的作業の結果として，その作業または他の作業の能率が低下すること[2]」と定義されており，運動や作業を長時間続けるうち，身体の全体または一部がだるくなったり，思考力が低下したり，筋の動きが悪くなったりして動作が思い通りにできなくなり，作業能力が低下する現象である。

　疲労は，日常生活の中でたびたび起こることであるが，休憩や睡眠を適切にとることによって早期に回復されるのが正常である。しかし，限度以上に激しい運動を行ったり精神的な疲れを体験した場合，短時間の休憩や睡眠だけでは回復しないことがあり，このような状態が長く続くと蓄積疲労となり，身体的・精神的障害を起こすおそれがある。

　運動効果を高めるには，肉体的・精神的に適度な負荷を与えなければならない。したがって，肉体的疲労を翌日に残さないためにも，過度の負荷を避け，

クーリングダウン（安静休息）やマッサージなどを十分行い，精神に余分な負荷をかけないような工夫をすることが望ましい。

2 ── 疲労の成因

労働生理の分野では，身体疲労の原因は体内の新陳代謝の異常によるもので，エネルギーのもとになる物質の分解と補給，及び筋肉で分解された有害物質の排除と蓄積の面でのアンバランスによるものとしている。

また，外界から加わるストレスによって，ホルモン調整の仕組みが壊れることによる疲労の成因（ストレス説）もある。いずれにせよ，大脳での運動中枢の減衰による中枢説と，筋の収縮系を含む代謝機能の低下による末梢説が，今日における疲労の二大有力説である。

栗山[3]は，筋疲労の原因を生理学的に次のようにまとめている。

① 「筋収縮エネルギー源」が消費されるために不足すること。
② 乳酸などの疲労物質が筋収縮の化学反応の結果として生じ，これがそれ以上の化学反応を阻害すること。
③ 激しく動かした部分への血液が集中するために血液のうっ滞が生じる。
④ 逆に動かさない部分は血液が少なくなり全体としての循環不全になる。
⑤ 激しく動かす部分の筋温が上昇して正常な生理的活動能力が低下する。
⑥ 神経レベルとしては，頻回な神経インパルスによって筋の反応が低下する。
⑦ 神経そのものの疲労など，数多くの原因が考えられる。

3 ── 疲労の症状

疲労の主観的目安として，身体状態における疲労段階と疲労との関連から示されたものに表7-1をあげることができる。これは，前述の栗山の7項目と，表中の(2)健康的状態を除く4項目は，いずれも疲労の症状がみられるとしたものである。正木らの調査によれば「疲れた」という症状は，保育所の幼児でも感じているようである。10歳代から60歳代までの疲労の感じ方について矢部[4]は，疲労のタイプと疲労の回復の状況に分類して解説している（表7-2）。

表7-1　疲労の主観的目安

身体状態	疲労の主観的目安
(1) 運動不足の状態	○食欲がなく，倦怠感がある ○通勤・通学などの軽い身体活動で疲労を感じる ○精神的に落ち着きがなく，からだを動かしてみたい衝動にかられる ○筋肉が固くなり，こり症状が現われる ○からだが重く感じ，体重も重くなる ○風邪・けがなどの病気や障害をよく起こす
(2) 健康的状態	○食欲がある ○朝夕の安静心拍数が安定している ○夜熟睡ができ，朝のめざめが良い
(3) やや疲労気味	○物事に集中できない ○倦怠感がある ○朝床を離れるのに努力を要する ○朝・夕の安静心拍数が2～3拍／分高い
(4) 疲労気味	○食欲がなくなり，倦怠感がからだに充満する ○甘い物が食べたく，横になりたい
(5) 過労気味	○夜寝つきが悪く，よく目がさめる ○うなされたり，寝汗をかく。時には筋肉のけいれんが生じる ○朝夕の安静心拍数が普段よりも5～10拍／分高くなっている

山地啓司『心臓とスポーツ』共立出版　1982

表7-2　年齢別に見た疲労の感じ方

年齢	疲労のタイプ	疲労の回復
10代	筋肉の疲労が主体である。 からだを動かすことに慣れている。	疲れを知らないくらいに回復が早い。
20代	筋肉の疲労に精神の疲労が加わってくる。 からだを動かすことが減ってくる。	回復に時間がかかるようになる。
30代	精神疲労が増えてくる。 筋肉疲労をセーブすることをおぼえる。	回復が遅くなる。 からだのコントロールをおぼえてくる。
40代	疲労の発現が遅くなる。	能力の限界を知って自分自身でコントロールするようになる。 独自の疲労解消法をあみ出す。
50～60代	疲れの経験が少なくなる。 疲労を防ぐ知識が身についてくる。	力の出し方，抜き方など力の配分をおぼえる。 自分をコントロールする知識を身につけた者とそうでない者との個人差が大きくなる。

矢部京之助『疲労と体力の科学』講談社　1986

第7章　運動の効果と積極的休養

　筋疲労の実験方法としては，最大筋力の発揮を繰り返し「疲労困憊」の状態にする方法，「クレペリンテスト」方法，「フリッカーテスト」方法，それに「膝蓋腱反射閾値（PSR値）」方法などが疲労の検査，疲労の症状の測定として代表的なものである。

　疲労が増して，病的な症状を呈した最近の疲労の症状として注目されているものに「オーバートレーニング症候群」「ステイルネス」（へばり）などがある。これは疲労が蓄積して慢性疲労となるもので，この慢性疲労がオリンピック選手，大学の運動選手それに中学校の部活動に至るまで発生しているといった現状である。また，ひどいだるさ，疲労感，微熱，筋肉痛など，体調の悪さが長く続く病気「慢性疲労症候群」（CFS）が欧米において発生し，近頃では日本にも登場してきている。この慢性疲労症候群の診断基準を表7－3に示す。

表7－3　慢性疲労症候群の診断基準

大基準	1	6か月以上続いたり再発したりする強い疲労感
	2	病歴，検査などでほかの病気にかかっていないことが示されている
小基準	A	自覚症状
	1	微熱（37.5度－38.6度）
	2	のどの痛み
	3	首，わきの下のリンパ節がはれる
	4	筋力低下
	5	筋肉痛
	6	運動後1日以上続く疲労感
	7	頭痛
	8	関節痛
	9	精神神経症状（光線過敏，健忘，興奮，混迷，思考力，集中力の低下，うつ状態）
	10	不眠，過眠などの睡眠障害
	11	以上の症状の急激な出現
	B	他覚所見（1か月以上おいて2回以上みられること）
	1	微熱
	2	咽頭炎
	3	リンパ節が触れられるか押さえると痛い

米国ワーキンググループ　1998

第4節──積極的休息と健康

1──休養の概念

　休養は，栄養と運動とともに『健康づくり』の三本柱である。この中の休養の役割は，過去に蓄積された疲労の除去やストレスの解消，そして翌日の活力を生み出すものとしての意味のみにとられがちであるが，これだけにとどまらず，休養は日常生活をより健康的なものにしていくために，また，家庭生活・地域生活・労働・学習・余暇時間などにおいて心身の条件を最高につくるために必要となるものである。『適正な休養のあり方に関する研究報告（抜粋）』[6]では，休養とは「休むこと」と「養うこと」の2つの内容を含んでいるとして，「休むことにより得られた時間に，養う機能がなされて，はじめて休養となる」と休養の概念を明確にしている。そしてその呼称や内容を整理して「休養の分類と意義」を作成している（表7－4）。

表7－4　休養の分類と意義

休み呼称	単位	養う内容	関連用語
休　息	秒	一連続作業と一連続作業との間に発生する自発休息の形をとること多し。作業負担回復に最も重要な意義をもつ。	息抜き （テクノストレス）
休　憩	分	所定労働時間内に生理的作業曲線低下を回復させる。	一服 リラクゼーション オフィス・アメニティー
私的時間	時間	拘束時間外で翌日の労働力再生産に使われる。 この時間に栄養補給・運動も行われるが文化的な時間にも使われる。	レクリエーション レジャー 睡眠 リラクゼーション
週　休	日	週間中の疲労負債の回復，対人関係修復，人生設計に必要な素養の備蓄。	カルチャー レジャー
休　暇	週・月	将来の人生設計の準備・素養の備蓄，心身調整，家族機能調整，パーソナリティー発展の促進，自己実現，自己発見。	保養 リゾート

『適正な休養のあり方に関する研究報告』

2 ── 休養の意義

　よい健康習慣を身に付けるためには，栄養・運動・休養のバランスがとれていることが極めて重要である。筒井は「現代人の生活を振り返ってみると〈栄養〉については過剰，〈運動〉については不足，〈休養〉についても不足している傾向がみられる」と指摘している。

　良い健康習慣を実践していくためには，疲労の1要素といわれるストレスの解消法を自ら会得していくこと，すなわち個人に適合した休養方法を認識して，それを実践に結びつけていくことが肝要であると考えられる。しかしながら，休養を，休養のとり方の技術論や方法論を問題とするのみにとどまることなく，生活そのもの「生き方」そのものの問題として取り上げ，健康づくりは個人が自分自身の問題として取り組んでいくというところに，休養を学ぶ意義の一端をみることができよう。

3 ── 休養の方法

　激しい運動をした後は，安静を保つよりもむしろ適度な運動をした方が，乳酸の除去は速いことが知られている。具体的には，回復初期の数分間は60％の運動を，中期の10分間は40％の運動を，そして，後半の十数分間は20％の運動をするといった方法があり，運動後もある程度，体を動かす方が休養としての効果はより高いという。これは，一般的によばれている"積極的休息法"のことである。この場合の最大酸素摂取量からみた運動強度は，以下のとおりである。

▷60％とは，脈拍数が140〜160拍の運動，例えばジョギング

▷40％とは，脈拍数が100〜120拍の運動，例えば競歩

▷20％とは，脈拍数が安静時より20拍前後増える程度の運動，例えば柔軟体操

　また，入浴，マッサージ，それに睡眠などの積極的な疲労回復法の後に絶対的休息（リラクゼーション）を行うことが最適であるとする意見もある。脳の疲労回復についても，「酸素の供給」の必要性や「トーヌスの低下」の2つの学説から強く"積極的休息法"が勧められる。

4 ── 消極的休息法と積極的休息法

　消極的休息法（静的休息法）とは，運動やスポーツを行った後に，身体の回復や身体の調整を目的として身体を安静にすることをいう。この"休息"は従来，運動やスポーツの実施後，かなりの時間を費やして心身の安静を図ったものであった。この安静の是非について，サルチンらの研究報告から，現在では，あまりに長い時間の安静は，我々の健康や体力において好ましいものではなく，むしろ有害とさえいえるとする意見も見うけられる。

　積極的休息法（動的休息法）は，消極的休息法の"休息"における内容に，さらにある程度の心身活動を伴った動作とエネルギー物質の蓄積・建設・秩序化など，積極的役割を加えて，目的である"休息"を満たそうとするものである。

　旧ソ連の生理学者セーチェノフは，「作業によって疲労した右手の回復には，左手を働かせている時の方が休ませている時よりもよい」とした「セーチェノフ現象」を発表した。すなわち，疲労した筋肉を完全休養させるよりは，軽度の筋緊張を加えたり，疲労していない部分の筋肉を積極的に働かせる方が筋の疲労回復は速やかであるという。

　また，積極的休息は体力づくりの手段の1つであり，局所あるいは全身の機能を高めるためのトレーニング方法の一部として活用されている。

5 ── クーリングダウン

　主運動・スポーツ活動の実施後は，運動によって乱された身体の生理的秩序の回復期になる。この時期がもっとも疲労の回復に大切なときであり，全く安静にして休息（安静休息：クーリングダウン）するよりも，多少の運動を続けながら次第に安静（積極的休息・運動性休息）に入るほうが，疲労の回復に効果がある。ウォームダウンを適切に行うことは，早期に，しかも確実に疲労の回復ができる（図7-8）のみならず，運動意欲の高まりにも大きな影響を与えている。

第7章　運動の効果と積極的休養

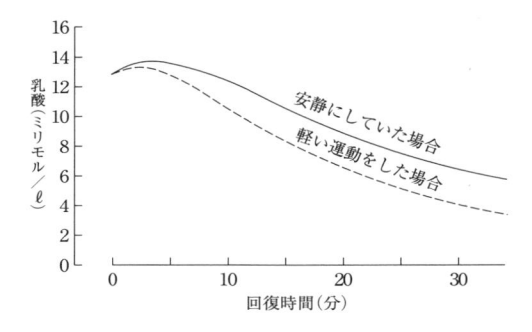

＊回復時に安静にしているよりも軽い運動をしたほうが乳酸が速く消失する。

図7－8　運動後の乳酸の消長
矢部京之助『疲労と体力の科学』講談社　1986

6────休養と健康増進

◆睡　眠

休養と健康増進のかかわりに，睡眠が占める割合は非常に大きい。睡眠は「睡眠の深さ×睡眠の時間」で量が表わされるから，眠りの深い人は短時間の睡眠でよいし，浅い人は長い睡眠時間を必要とする。

◆入　浴

入浴は皮膚を清潔にし，血行に刺激を与え筋肉の負担を軽減し，肉体的な疲労の除去や，精神的疲労をも取り除いてくれる。一般に日本人の好む湯の温度は42～43℃といわれている。入浴の場合の湯の温度は，皮膚温との差が少ない（不感温度：約36℃）方がよいとされているが，ややもすると熱めの湯を好むようである。一般人における日常の入浴は，1日1回39℃前後の湯の温度で10分間入ることを原則とすれば健康に最適といわれている。また，運動後におけるシャワーやサウナなどの入浴は，精神的には気分の爽快感，肉体的には疲労の回復を促進する。しかし，運動直後には皮膚血管の拡張があり，冷水シャワーや熱水シャワーを使用するには十分な注意が必要である。スポーツ実施後は，心拍数が正常に戻り汗も十分に止まってから，微温のシャワーを用いることが好ましい。

161

入浴によって得られる種々の効果は，主として温熱作用，静水圧作用，浮力作用，そして精神作用など多数に及んでいる。

　クアハウス（多目的温泉保養館）は，温泉資源を利用してその周辺の豊かな自然環境の中で，利用者の体力と健康状態に応じた入浴と運動を実践する施設として，近年大いに普及発展している。我が国では，医療併設の「地域保健型」，地方自治体による温泉地の活性化や地域住民に対する「奉仕型」，旅館やホテル，リゾートマンションに併設された「湯治保養型」，そしてスポーツレクリエーションなどの「休養・余暇利用型」など数タイプに分かれ，全国約30か所に設置され健康増進に利用されている。厚生労働省では，これを温泉利用型健康増進施設とよんでいる。

　健康増進施設には，「運動型」（アスレヘルスクラブタイプ健康増進施設：健康増進のための運動（有酸素運動）を安全かつ適切に実践できる施設）と「温泉利用型」（クアハウスタイプ健康増進施設：健康増進のための温泉利用及び運動を安全かつ適切に実施できる施設）の2種類がある。

　アスレヘルスクラブタイプ健康増進施設は，①有酸素運動，筋力トレーニングその他の補強運動を実践するための設備が配置されている，②体力測定，運動プログラムの提供及び救急処置のための設備が配置されている，③医療機関と適切な提携関係を有している，④健康運動指導士及び運動指導者などが配置されている，⑤継続的利用者に対し健康状態の把握及び体力測定の結果に基づく運動プログラムが提供される，という特徴がある。

　クアハウスタイプ健康増進施設は，上記の①〜⑤に加えて，⑥健康増進のための温泉利用を実施するための設備が配置されている，⑦健康増進のための温泉利用の指導者が配置されていることがあげられる。

◆森林浴

　緑の健康法ともいわれ，森林内の環境における温度，湿度，日射量，気流などや，特有の雰囲気の基とされるフィトンチッド（テルペン系物質：揮発性植物油）などを吸収し，健康増進に役立てようとするものである。

◆海浜性保養
　良好な気象環境と海岸での太陽放射が，肺活量の増加や利尿，諸免疫反応の増大などの効果をもたらす。

◆山岳性保養
　低酸素圧，過呼吸，気温，湿度，風速，日射による体表面を通じての熱の放散，オゾン，空気イオンなどが人体に影響を与え，呼吸量，酸素分圧，血液循環，そして消化器系に良好に作用するという。

引用・参考文献

1 ）中野昭一編『図説生理学』医学書院　1981
2 ）福永哲夫『ヒトの絶対筋力』杏林書院　1978
3 ）大森正英他編『21世紀の健康学』みらい　1996
4 ）水野かがみ他著『スポーツ科学論』みらい　2004
5 ）池上春夫著『運動処方：理論と実際』朝倉書店　1990
6 ）野崎貞彦「平成元年度厚生科学研究費補助金（特別研究事業）」

第8章 生活と健康

第1節──環境衛生と健康

　人生の生活環境は水，空気，生物，光，無機物，有機物，衣服など，実に様々な要因から成り立っている。こうした環境要因と人間の健康との関連を追及し，実生活に活用することを環境衛生という。

　近年，感染症による死亡が激減し，平均寿命は急速に延びた。その原因としては環境衛生の向上ならびに食生活の改善，及びそれに伴う抵抗力の増強，予防接種の普及，抗生物質等の医術の進歩などが考えられる。ただし一般常識とは異なり，医療の進歩がもたらした部分はそれほど大きなものではない。平均寿命の著しい延びに代表されるような目覚ましい成果は，環境衛生の向上により，身の回りの生活環境から感染源となる病原体が激減し，さらに食生活を含む生活水準の向上により，病気に対する抵抗力が強化されたためと考えられる。医師が抗生物質などにより病人を治したことが主因というわけではないのである[1]。環境衛生の整備や日頃の健康増進活動の重要性はもっと強調されてよい。

　現在，人間は極地，高地，水中，宇宙空間をも含む多彩な環境の中で生活している。採取，狩猟生活を経て，人類は農業革命，産業革命へと進み，安定した，より快適な生活を求めて人為環境を発達させてきた。上記のような，生物の生存に必ずしも適さない極端な環境でも生活が可能なのはそれらのお陰である。しかしながら人間は利便性，快適性を追求するあまり，自然環境に次々と手を加え，自然界の回復能力，復元能力を超えてしまったため，取り返しのつかない環境破壊や汚染，ひいては深刻な健康障害につながっている例も少なくない。

1　水

　人は生きていくうえで水を欠かすことができない。飲料水のほか，炊事，洗濯などの生活用水，さらに工業用水，農業用水などに至るまで水の用途は多種多様である。人体の約3分の2は水であり，人は1日当たり2〜3ℓの水を生理的に必要とする。これらの多くは飲食物より摂取されるが，生体内における化学反応の結果，代謝水として生じるものもある。

　生理的必要量のほかに，人が生活や生産などの場で使用する水の量は文明の進展とともに増大を続けている。現代文明は水道，水洗トイレ，温水シャワー，自動車の洗浄等をはじめとする快適で便利な生活，また大規模な鉱工業，農業，さらには災害の際の消火など，水の使用量を増やす要因に事欠かないのである。その結果，現在の水使用量は1人1日当たり200〜600ℓにも達するという。

　そもそも水には優れた溶解性があり，生体内において有機物の生成，代謝に不可欠であるほか，生体外でも物（塩類，有機物など）を溶かす，洗うなどの過程で必要とされる。さらにその流動性は廃棄物処理の際も有効に用いられる。文字どおり「水に流す」のである。当然の帰結として，水は使われるたびに汚染の度を増していくことになる。

　生活廃水，産業排水などにより汚染された水は河川，湖沼，海へと流れていくが，これらの水域に流入した汚濁物質は自然の過程により，少しずつ浄化される。すなわち，希釈，吸着，沈殿，濾過といった物理的作用及び水中の微生物による分解などの生物的作用のため，水質は通常の場合，次第に回復していくのである。これを水の自浄作用という。水質汚濁の拡大は，水の自浄作用を超えた汚濁質の負荷がなされていることにほかならない。

1───上水道

　水の汚染は生態系全般，ひいては人間の健康に重大な影響を及ぼす。飲料水をはじめ，炊事，洗濯，風呂などに用いる生活用水を上水というが，かつては

河川水，地下水などが上水として用いられてきた。現在は上水道が発達し，その普及率は96.9%（2003年[2]）である。上水道は清浄で安全，かつ低廉で豊富な水の供給を行うための施設で，生活環境の改善ならびに環境衛生の向上の要因として近代の文化生活には不可欠のものである。表8－1に上水道普及率の推移を示す。

表8－1　上水道普及率の推移

	総人口(A) (千人)	給水人口(B) (千人)	普及率(B)/(A) (%)
昭和35年度（'60）	93,420	49,910	53.4
45　　　（'70）	103,720	83,754	80.8
55　　　（'80）	116,680	106,914	91.5
平成2　　（'90）	123,557	116,692	94.7
7　　　（'95）	125,424	120,096	95.8
12　　　（'00）	126,901	122,560	96.6
15　　　（'03）	127,656	123,753	96.9

厚生労働省健康局水道課

＜上水道の水質基準＞

上水道は衛生上，無害で安全な水を供給する施設で，水道法により各種の基準が設けられている。味，におい，外観などの物理的性状のほか，有害物質（許容量のあるものと存在不可のものとがある），微生物，化学成分について基準が定められており，これらに殺菌過程を加えて安全性を高めている。

◆有機物

窒素化合物などの有機物は屎尿，下水，工場排水などの混入により増大する。

◆細菌類

消化器系感染症の病原体などを含まないことが条件となるのは当然である。大腸菌は一般に非病原性であるが，水中に検出された大腸菌は屎尿汚染の疑いがあることを示す。

上水道の有効性に関してはミルス-ラインケ（Mills-Reinke）現象が有名である。これは濾過給水を行った地域において，コレラ，腸チフスなどの消化器

系伝染病死亡率のみならず他の一般死亡率までが低下する現象で，特に小児ではその傾向が著しい。

◆毒　物

シアン，水銀，有機燐は飲料水中の存在が不可とされる毒物である。シアンは鉱工業排水，水銀は工場排水，農薬・有機燐は農薬などからそれぞれ由来することが多い。

◆金属類

特に健康への障害性から規準が定められている。鉱工業排水，化学肥料，農薬あるいは地質などに由来するものが多い。

2────下水道

生活や事業活動により汚染された水，及び雨水などの自然水を下水という。下水道は下水処理のための施設の総称で，排水管，排水渠，下水処理場を含む。

下水道が整備されると，生活環境から汚水が除去されるため悪臭が消え，有害昆虫（はえ，蚊など）及びそれらの媒介する感染症（特に消化器系伝染病）が激減する。トイレの水洗化が進み，生活環境の浄化はさらに促進される。すなわち，下水が環境衛生の向上に果たす役割は甚だ大きいものがあり，水質汚濁防止，屎尿処理問題の解決，生活の快適化，伝染病の流行防止のみならず市街地の浸水防止など，下水は近代生活上必須の施設である。

下水の普及率は現在66.7%（2003年[2]）で，上水道に比べ非常に低く，しかも遅々としてはかどらない（表8－2）。これは自然の勾配を利用した配管の設置や下水処理場の建設，維持自体に困難性が大きいためであるが，特に我が国では欧米諸国とは異なり，屎尿を肥料として利用していたこと（農地還元），都市への人口集中が現在ほど急激ではなかったこと，山岳地域の多い地形が下水道設置に適していないことなども理由としてあげられる。欧米先進諸国の下水道普及率〔英96%（1993），独90%（1993），仏78%（1987），米71%（1992）[2]〕と比して現在の日本の普及率は低いが，今後，合併処理浄化槽の整備により下水道の不備を補うなど，我が国の実情に合った生活廃水対策が必要とされる。

表8−2　下水道普及率の推移　（各年度末）

	昭45('70)	55('80)	平2('90)	15('03)
総人口(万人)	10,467	11,706	12,316	12,682
普及人口(万人)	1,630	3,454	5,397	8,458
普及率(%)	16	30	44	67

日本下水道協会調べ

2　廃棄物処理

　生活廃棄物の量は近代化とともに増え続け，現在日本では1人1日当たり1,111g，日本全体では年間5,161万t（東京ドーム139杯分）のごみを排出している（2002年度）[2]。

　ごみの量がさほど多くなかった時代には，生ごみを堆肥にする，家庭で焼却するなどの方法も可能であったが，現在のようにごみの量，特に不燃物が増え，しかも住宅事情などにより家庭処分の不可能な例が大半を占めるに至り，更に産業廃棄物などの増加も加わって公共のごみ処理対策の意義はますます重大となった。これらの廃棄物を放置したり，不衛生的な処理をしたりすると悪臭，有害ガス，地下水汚染などの環境汚染のみならず，はえ，ねずみなどの発生にもつながる。このように廃棄物処理は環境衛生上の大きな課題であるが，根本原因は現在の消費文明にある。大量生産・大量消費方式に組み込まれた近代生活が廃棄物を増やし，その結果として環境汚染を拡大させたのである。

　今や，廃棄物を安全に処理し，自然の浄化作用（環境の復元力）を復活，強化させることが文明の存続に欠かせないものとなったといえよう。

3　空　気

　空気は誰しもが終日呼吸し，しかも食物のような選択性がないため，その健康影響は時に重大である。成人は1日当たり約1.5kgの食物と約2kgの水を摂

取しているが，空気は1回の呼吸で約500mℓ，1日の総呼吸量は15kgにも達するという。空中の微量の有害物質が障害性を発揮することも大いにあり得る。

1────呼吸物質としての空気─正常成分の変動

◆酸素（O_2）

　人の生命維持に必須の気体で，通常の空気の約21％（容量％）を占める。酸素消費量が大きいところで換気が不充分の場合，O_2量が減少し，健康に影響が及ぶ。一般に空気中のO_2量が14％以下になると人体への障害性が現れ始め，10％以下では呼吸困難，7％になると窒息をもたらす。[3)4)]

◆二酸化炭素（炭素ガス）（CO_2）

　通常の濃度は0.03〜0.04％であり，生物の呼吸，物質の燃焼，発酵などにより増加する。人体への有害性はあまり大きくはなく，3％程度に増加しても目立った症状は現れない。4〜5％にまでなると呼吸中枢を刺激して呼吸回数と呼吸の深さを増す変化が生じる。8％以上になると強い呼吸困難，頭痛，顔面紅潮をきたし，18％以上では致命的である。[3)4)]

◆窒素（N_2）

　空気の大部分（約78％）を占める不活性ガスで，常圧下では特定の生理作用，衛生学的意義はない。ただし，高圧の状態から急速な減圧をした場合，血中のN_2が気泡を生じ，小血管の塞栓（空気塞栓）を起こすことがあって，潜水夫などにみられる。また，高圧下ではN_2による中枢神経作用として麻酔作用が現れることがある。

2────空気中の異常成分

◆一酸化炭素（CO）

　無色・無臭の猛毒ガスで，物質の不完全燃焼時に発生する。家庭用ガス，自動車排気，たばこの煙などにも含まれている。
　COは赤血球中のヘモグロビンとの親和性が強く，酸素の250倍以上あるため，ヘモグロビンと酸素との結合を妨害し，組織のO_2欠乏（組織の窒息）を引き

起こす。

低濃度のCOに長期間接していると慢性中毒症状として不眠，記銘力低下，視神経炎などがみられることがある。多くは職業性である。[3)4)5)]

CO中毒の予防は完全燃焼によるCOそのものの発生防止ならびに排気，換気である。

◆硫黄酸化物（SOx）

硫黄を含む燃料（石炭，石油）の燃焼によって発生する部分が大きい。代表的なものが二酸化硫黄（SO_2）である。粘膜に対する刺激性が強く，咳，気管痙攣（けいれん）などをもたらす。長期暴露では歯の酸蝕，慢性気管支炎，慢性咽頭炎，慢性結膜炎などの原因となる。主要な大気汚染源として環境規準に基づく規制ならびに燃料，燃焼方法の改善が行われ，近年は大気中のSOxは減少傾向にある。[2)]

◆窒素酸化物（NOx）

高温における燃焼，化学反応，光化学反応などによって生じる。NO（酸化窒素），NO_2（二酸化窒素），N_2O_3（三二酸化窒素），N_2O_4（四二酸化窒素），N_2O（一二酸化窒素）などがある。産業及び自動車排気が主な発生源で，燃焼温度が高くなるほど発生しやすく，環境規準は制定されているものの，近年減少傾向をみせていない。[2)] 代表的なNO_2の影響としては目，鼻，喉への強い刺激性，めまい，吐気，頭痛，呼吸困難などがある。

◆浮遊粒子状物質（SPM）

大気中に浮遊する粒子状物質（大気エアロゾル）で粒子径が10μm以下のものをいう。10μm以上のものは発生源の近くに降下するため，人体に対する影響は局地的なものにとどまるが，10μm以下の粒子は長期間空中に滞留するため，気管や肺に沈着し，呼吸器を障害する。燃焼，工業生産過程，各種工事など発生源は多様である。近年，特にディーゼル排気微粒子（ＤＥＰ）が発癌，気管支喘息，杉花粉症などと強い関連をもつことから注目されている。[2)]

水の場合と異なり，大気については大規模な浄化施設というものがない。汚染の防止はあくまでも発生の段階で行わなくてはならないのである。

3 ──── 温熱条件

人間は恒温動物に属し，外部環境の一定範囲の温度変化に対応して体温を保つことができる。これは体内で発生する熱と体外へ放散する熱との間のバランスを保つ仕組みが備わっているためである。熱の放散は呼気，屎尿からも一部はなされるが，大部分は皮膚を介して伝導，輻射，対流，蒸発（発汗）の方法で行われる。これらはいずれも空気の物理的性状により大きな影響を受ける。

◆気　温

人間が最適と感じる温度は，気温以外の条件，すなわち湿度，気流，衣服，活動状況などによって異なるが，一般に16～20℃である[3)4)5)]。これは体温調節のための消費エネルギーが最低となる温度帯（快適帯）（図8-1）で，夏はやや高く，冬は低めである（表8-3）[4)]。人間は外界の気温の状況に応じて衣服，冷暖房などによる調節を行うが，快適帯と著しくかけ離れた温度ではエネルギーの消耗が大きく，疲れやすくなる。適度の温度調節は体の損耗を防ぎ，体

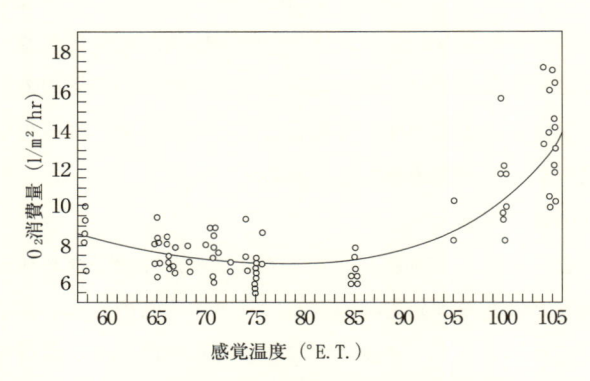

図8-1　感覚温度と酸素消費量/㎡/hrの関係[5)]

表8-3　気温と気湿による快適条件[4)]

	冬	春　秋	夏
温　度	16～18℃	18～20℃	22～24℃
湿　度	55～70%	55～65%	45～55%

を大切にすることにつながる。
◆気　湿
　空気中の水蒸気含有の程度を示し，通常は相対湿度を
$$\frac{1 \text{m}^3 \text{の空気中に現存する水蒸気量}}{\text{同温度の1m}^3 \text{の空気中に存在し得る最大の水蒸気量}} \times 100 \ (\%)$$
で表す。気温が高く，体温調節の手段として発汗の重要性が増すほど気湿の影響は大きくなる。温度があまり高くないときでも湿度が高ければ体熱放散が妨げられ，蒸し暑く感じる。快適と感じる湿度は気温，気流，活動状況，衣服などによって異なるが，40～70％程度である。[7]
◆気　流
　気流の強さは風速で示される。体熱の放散を促進し，建物内の自然換気をもたらすため，環境衛生上の意義は大きい。

第2節──住生活と健康

　住居の主たる役割は戸外の自然環境から人間を保護し，健康で快適な生活を確保することにある。単に風雨や動物などによる害から身を守るだけの建築物ではなく，積極的な健康の保持・増進に必要な施設，設備を有し，快適な屋内環境を提供する場でなくてはならない。

1　住居の衛生学的条件

　WHOは健康的な住居の衛生学的条件として次の4つをあげている。
▷生理的要求の満足─充分な日照の確保，適切な照明と換気の設備，快適な温熱条件維持のための冷暖房設備の設置及び騒音，振動，煤煙などからの隔離
▷生活的要求の満足─家族構成員の人数，年齢，性，生活状況などに応じた機能，部屋数，面積，体積の確保，室内外の装飾
▷疾病の発生及び感染の危険防止のできる環境─上下水道設置，有害動物の侵

入防止・駆除，衛生的な台所，浴場，便所，収納庫，廃棄物処理，清掃などの確保
▷災害防止のできる環境―地震，火災，風雪などに対する耐性及び被災時の避難路の確保

2　住居内環境

1────採光，照明

　住居内の明るさは，太陽の光を取り入れる採光（自然採光）と人工の照明（人工採光）により保たれる。自然採光は太陽光の可視光線の明るさ，暖かさ，紫外線による健康影響（殺菌作用，ビタミンD生成作用等）など有益性が大きいが，直射日光はまぶしすぎて（5〜10万Lux）眼や皮膚への障害性があり，家具や畳を劣化させ，また，特に夏は室温の上昇をもたらすなど好ましくない影響があるため，カーテン，ブラインド，庇(ひさし)などにより太陽光を適度に遮る必要がある。自然採光は窓を通して行われるが，窓は換気口としても重要で，健康への影響も大きいので，建築基準法では床面積に対する窓の有動面積に基準を設けている（表8-4）。

　室内の特定の場所における明るさは，窓の大きさならびに窓外の遮蔽物との位置関係によって決まる。図8-2に示した入射角が28°以上，また開角は5°以上あるとそれぞれ天空が充分見えて明るい。窓の位置は上方にある方が入射角が大きいため明るく，天窓は側窓の約3倍も明るい。

　照明は採光不足を補ったり，夜間の明るさを確保するもので，人の活動や健康への影響は大きい。理想的な照明の条件は，作業や活動内容に適した充分な照度があること，昼光に近いこと，安全で操作が容易であること，価格が適正であることであり，これらが適切でない場合は眼精疲労，（仮性）近視，作業能率減退，疲労，不快感などが生じやすい。

表8－4　居室の窓・開口面積の床面積に対する比率

居室の種類	比率	法または令
(1) 幼稚園，小学校，中学校または高等学校の教室，保育所の保育室	＞1／5	令19条
(2) 住宅の居室	＞1／7	法28条
(3) 病院または診療所の病室，寄宿舎の寝室または下宿の宿泊室，保護施設等の主な用途の居室	＞1／7	令19条
(4) 保育所，幼稚園，学校，病院，診療所，寄宿舎，下宿または保護施設などの(1)，(3)に掲げる居室以外の居室および隣保館の居室	＞1／10	令19条

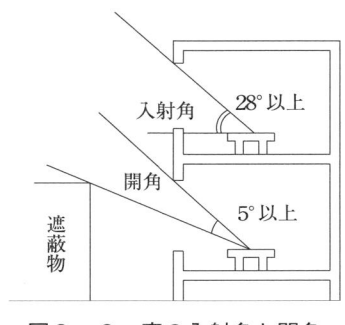

図8－2　窓の入射角と開角

2──換　気

　住居内の空気は人間の活動などにより汚染される。人の呼吸，暖房，調理，喫煙などによりO_2は減少し，CO_2，CO，水蒸気，体臭などは増加する。また塵埃や落下細菌も増加し，室内環境は次第に悪化する。そのため換気が必要となる。室内空気の汚染度はCO_2濃度によって示すことが一般的で，0.1％を超えないようにする。室内の居住者1人当たりに衛生上必要な換気量を必要換気量といい，33m³/人/時間とされる[7]。表8－5に室内空気条件の基準を示す。近年の住宅は気密性が高く，自然換気機能が低いため，特に冬の暖房時の換気には充分留意する必要がある。

表8-5　室内空気条件の基準[7]

指　標	建築物環境衛生管理基準
浮遊粉塵の量	0.15mg/m³以下
一酸化炭素の含有率	10ppm（厚生省令で定める特別の事情がある建築物にあっては厚生省令で定める数値）以下
炭酸ガスの含有率	1,000ppm以下
温　度	1　17℃以上28℃以下 2　居室における温度を外気より低くする場合は，その差をいちじるしくしないこと
相対湿度	40%以上70%以下
気　流	0.5m/s以下

建築物における衛生的環境の確保に関する法律施行令　1972

3────暖・冷房

衣服の着用により調節できる気温は一般に10℃〜28℃の間とされ，それ以下のときは暖房が，以上のときは冷房が必要となる。

快適と感じる温度は個人差，衣服，季節，湿度，活動量，年齢などの条件によって異なるが，日本人の場合，夏は22〜26℃，冬は19.5〜22℃を大半（80%以上）の人が快適と感じる[7]。

暖房時は過乾燥と換気に注意せねばならない。電気暖房器（電気ストーブなど）や強制排気式の暖房器使用時は燃焼による室内空気汚染の心配はないが，密閉性の高い部屋に人が長時間いることになるので，換気は必要である。開放式暖房器（強制排気なしの石油ストーブ，ガスストーブなど）は特に換気に注意が必要である。

冷房病は外気温と室温との差が大きいときに発生しやすく，冷え，頭痛，倦怠感，食欲不振，腰痛，生理不順などの症状を呈するものである。主因は冷やし過ぎで，外気温との差を5℃以内に抑えることが望ましい。

4 ── 清 掃

　室内の清掃は美観，清潔感，心理的快適感などのほかに，塵埃，だになどのいわゆるハウスダスト，かびなどを除去し，有害獣，昆虫類（ねずみ，ごきぶり，はえなど）の生息を抑制するなどの重要な効果がある。特に近年，アレルギー症状（くしゃみ，鼻水，風邪様症状，気管支喘息など）の多くがハウスダストに起因することが判明し，室内を清潔に保つことの重要性は医学的にも明らかになった。「汚なくしているだけでは死なない」などとは，もはやいえないのである。

第3節 ── 衣生活と健康

　シャツ，上着などのほか，寝具，帽子，履物，傘などを被服という。また，人が被服を着用したときにそれを衣服といっている。すなわち衣服とは個々の被服から成る一組の服装を着用した際に，着ている人の皮膚表面から被服の最外層の表面までに含まれるもの全体（空気を含む）を指す概念である。[*1]

▷体温の調節—体熱の放散の調節
▷人体の保護—外力による損傷，熱，寒冷，害虫，直射日光などの外界からの危害の防止
▷身体の清潔保持—皮膚を塵埃，細菌，汗，脂肪などから守り，清潔を保つ
▷社会的な要求—社交，儀礼的な表現，容姿の美化，組織集団の統制（制服，事務服，競技用衣服など）

1　衣服気候

　被服を着用することにより，人体と被服すなわち衣服内に形成される局所環境の温熱条件を衣服気候という。快適な着装状態では，皮膚に接した空気層

---

*1　家政学や被服学では身体を被っているものをすべて被服といい，躯幹部を被っている被服を衣服と定義している。

（衣服最内層）は外界の気候にかかわらず，気温32℃±1℃，湿度50±10％，気流25±15cm/秒（静止状態に近い不感気流）に保たれている[7]。人は外界の温熱状況に応じて適切な被服を選び，こうした衣服気候になるように着ているのである。衣服の表面（最外層）温度が32.5℃以下になると寒く感じ，35℃以上では暑いと感じる。また衣服内湿度が60％以上で衣服内CO_2濃度が0.08％以上になると蒸暑不快を感じ，さらに湿度が80％を超えると発汗が生じる[7]。ただし人間は寒暑に対する馴化性があり，日頃の鍛錬により健康増進に努め，体温調節能力を高めることができる。

② 衣服気候と被服の材料特性

被服材料の特性のうち衣服気候と強い関連があるのは通気性，含気性，熱伝導性，吸湿性，吸水性，水蒸気透過性，熱線透過性などである。

皮膚の清潔保持のためには，被服の材料は皮膚の汚れ（汗，皮脂，表皮の落屑，アンモニアなど）を吸収しやすく，かつ汚れが落ちやすいものがよい。汚れの吸収力は材料の吸水性に比例し，木綿のように吸水性の高いものは汚れを吸収しやすく，それ自体汚れやすい。これに対し，絹や毛製品は汚れにくい。汚れ具合に応じて着替えと洗濯が必要となるのはいうまでもない。

③ 衣服と健康

衣服の材料特性，着装法は健康に様々な影響を及ぼす。例えば極端な厚着や薄着は温熱障害や抵抗力の減退をもたらしやすい。重過ぎる衣服は呼吸運動障害や発育障害の原因となる。特定部位の衣服圧過剰による圧迫は循環障害，呼吸障害，発育阻害，内臓の機能障害や変形などを引き起こすおそれがある。スタイルの維持に過度の関心を持つ女性は特に注意が必要となろう。

引用・参考文献

1）大森正英『新版健康管理概論』光生館　2003
2）厚生統計協会『国民衛生の動向』「厚生の指標」臨時増刊　第52巻9号　2005
3）中村正・西川滇八編『現代の衛生・公衆衛生学』金原出版　1990
4）風祭香『教養の公衆衛生学』南山堂　1994
5）石川哲也他『新編公衆衛生学』東京教学社　1990
6）小泉明・星旦二『公衆衛生学』医学書院　1998
7）大森正英他編『実践健康学』中央法規出版　1997
8）館正知・岡田晃編『新衛生公衆衛生学』南山堂　1992
9）内山源編『公衆衛生学』家政教育社　1999

索　引

あ行

アイデンティティー　*67, 76*
悪性新生物　*81*
アセトアルデヒド　*92*
アルコール依存症　*99*
アルコール飲料　*89*
アルコール症　*99*
アルコール性肝炎　*65, 95*
衣服　*177*
衣服気候　*177*
飲酒　*90*
飲酒運転　*94*
ウォーキング　*134*
うつ　*68*
運動　*14, 17, 129, 145*
運動エネルギー　*122*
運動処方　*130*
エイズ　*62, 77*
ＨＩＶ　*77*
栄養　*17, 23*
栄養機能食品　*49*
栄養素　*13, 23, 32, 44, 48*
栄養素摂取量　*32*
疲学　*61*
ＳＤＦ児→低体重児
ＳＴＤ→性感染症
エタノール　*90*
エチルアルコール　*89*
オーバートレーニング症候群　*157*

か行

介護保険法　*19*
外食　*35, 41*
活性酸素　*146*
下半身肥満　*53*
加齢現象　*126*
過労死　*15*
癌→悪性新生物
環境衛生　*165*
環境たばこ煙　*102, 111*
肝硬変　*96*
感染症　*61*
気温　*172*
気湿　*173*
喫煙　*101, 106*
…と寿命　*108*
QOL→生活の質
吸収　*25*
急性アルコール中毒　*98*
休養　*14, 18, 158*
禁煙　*114*
筋線維　*120, 149*
クアハウス　*162*
クーリングダウン　*160*
怪我の予防　*136*
下水道　*168*
結婚観　*73*
欠食　*35, 41*
血中アルコール濃度　*93*
嫌煙権　*111*

181

減煙法　114
健康観　12, 18
健康増進　16, 20
…の3原則　16
健康増進施設　162
健康増進法　20, 112
健康阻害要因　12
健康日本21　21
健康の定義　11, 12
高血圧　57, 83
後天性免疫不全症候群→エイズ
行動体力　117
呼吸物質　170
国民健康づくり対策　20
呼出煙　102
子育て支援　21
骨格筋　119
コレステロール　28, 151

さ行

最大酸素摂取量　145
最大心拍数　147
酒類　90
酸素負債　145
三大栄養素　23
自殺　68
脂質　23, 28
脂肪　34, 46, 59
脂肪肝　95
住居内環境　174
受動喫煙　103, 111
主流煙　102
消化　25
消極的休息法　160
上水道　166
上半身肥満　53

ジョギング　134
食事摂取基準　36
食餌誘発性熱産生→ＤＩＴ
食生活指針　39, 41
食品群　37
食品ピラミッド　37
心疾患　81
心拍出量　148
心拍数　147
スキャモンの発育曲線　125
ステイルネス（へばり）　157
ストレス　15, 63, 155
ストレス症　63
ストレッチング　134
スポーツ心臓　148
スポーツマッサージ　142
性　69
…（男女）　70
…（人間）　69
生活習慣病　42, 46, 62, 80, 151
生活の質　9, 61, 118
性感染症　77
性器クラミジア感染症　77
性教育　74
性徴　69
積極的休息法　160
潜在性栄養素欠乏症　47
相対湿度　173

た行

体操　133
体力　117, 150
断煙法　114
断酒　100
炭水化物（糖質）　23, 28
蛋白質　23, 28

索　引

DIT　*57, 59*
低体重児　*107*
テーピング　*138*
　…の実際　*140*
　…の注意点　*139*
　…の目的　*138*
適正飲酒　*96*
糖尿病　*85*
動脈硬化　*85, 151*
特定保健用食品　*49*

な行

内臓脂肪型肥満　*53, 56*
ニコチン　*104, 107*
妊娠　*71, 74, 109*
熱中症　*137*
脳卒中　*32, 82*

は行

廃棄物　*169*
BMI　*54*
皮下脂肪型肥満　*53*
非感染症　*61*
ビタミン　*28, 48*
必要換気量　*175*
避妊　*72*
ヒト免疫不全ウイルス→HIV
被服　*177*
肥満　*44, 51*
肥満度　*54*
標準体重　*54*
疲労　*154*
貧血　*44*
副流煙　*102*
不定愁訴　*16, 63*
浮遊粒子状物質　*171*

不慮の事故　*68*
防衛体力　*117*
保健機能食品　*49*
歩行→ウォーキング
歩行能力　*134*
保全素　*25*
歩調　*134*
歩幅　*134*

ま行

マッサージ　*142*
慢性疲労症候群　*157*
未成年者喫煙禁止法　*102*
ミネラル→無機質
脈拍数　*147*
ミルス－ラインケ現象　*167*
無機質　*30*
無酸素運動　*124*
無酸素的過程　*122*
酩酊度　*94*
メタボリック症候群　*86*

や行

痩せ　*51, 54*
有酸素運動　*124*
有酸素的過程　*123*
予防医学　*11*

ら行

ライフサイクル　*41*
ライフステージ　*87, 129*
ラジオ体操　*134*
ルーの法則　*148*
レクリエーション　*135*

183

新・健康学

2006年4月1日	初版第1刷発行
2022年3月1日	初版第11刷発行

編　　集	大森正英・水野敏明
発 行 者	竹鼻均之
発 行 所	株式会社 みらい
	〒500－8137　岐阜市東興町40　第5澤田ビル
	電話　058-247-1227
	http://www.mirai-inc.jp/
印刷・製本	サンメッセ株式会社

ISBN978-4-86015-071-6　C1047
Printed in Japan　　　乱丁本・落丁本はお取り替え致します。